東北で一番、通いたくなる歯科医院

33歳で開業した歯科医師が17年間で学んだこと

佐々木琢哉
ティーズデンタルオフィス 院長
医療法人『彩優会』理事長

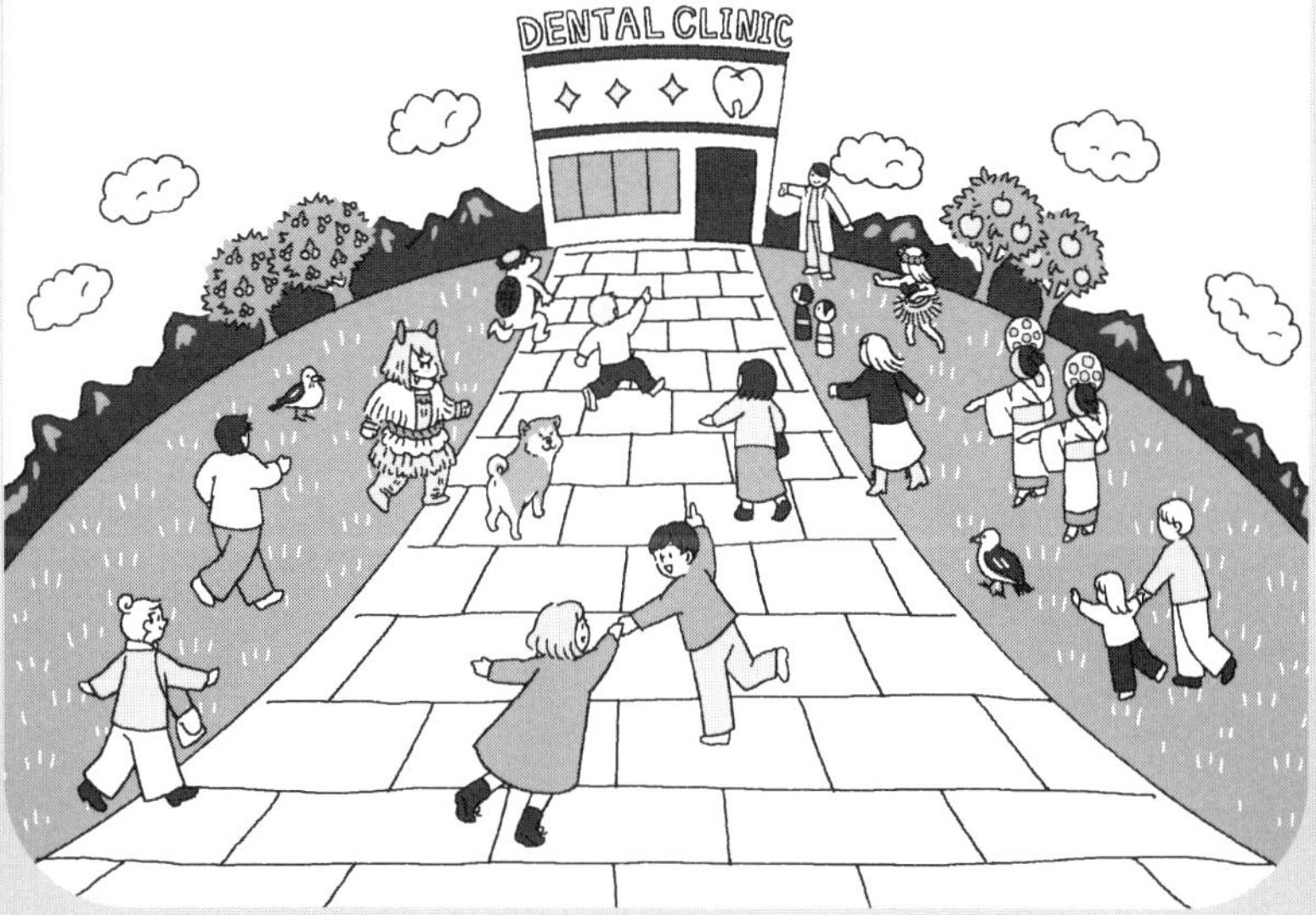

SUN RISE

はじめに

この本を手に取っていただきありがとうございます。

みなさんは同じ歯科医院経営者、勤務医、歯科学生、患者さんでしょうか。ほかに、本書のカバーやタイトルを見て「どんな本だろう?」と興味を持っていただいた方がいるかもしれません。

知っていました? 日本の歯科医師って、〝ワーキングプア〟(働いているのにお金を稼ぐことができない)と言われたり、歯科医師過剰の世の中で夢の持てない職業に位置づけられていることを。

歯科医院経営者で、歯科医師のひとりとして「そんなことはない!」と声を大にして言います。

治療をすれば患者さんから「ありがとう」と言われますし、感謝の対価としてお金までいただける、とてもやりがいのある仕事です。

多少の努力は必要かもしれませんが、それはどんな職種だって一緒のはずです。

悲しいことに、歯学部に入学してきた大学生（私）が大学教授から「将来に期待するな！」みたいなことを言われ、悲しく思った記憶があります。

父や兄の背中を追いかけて

私の父は歯科医師でした。

真ん中の兄は医師ですが、長兄も歯科医師ですし、父親に憧れ、優しい兄を見ながら医大の歯学部に入学しました。それなのに、いきなり悲観的なことを言われて本当に悔しかった……。

これは昔の話ではありません。

私たちの医院に就職してくれた若い先生たちも同じようなことを言われてい

ます。こんな、希望のない情報ばかりをシャワーのように浴びせられたら学生や、若い歯科医師は本当にかわいそうですね。
そんなことを言われ続けても、当時の私はこう考えていました。

絶対に幸せな歯医者になってやる！
泣き言や悲観的なことばかり言うやつはずっとそこにいろ！
俺は前に進む！

こんな考え方は私が長くバスケットボール部に入っていたからこそ培われたのだと思います。

歯科医師を志すきっかけとなった父の言葉

私は、宮城県仙台市で歯科医院を開業していた父と、山形県山形市出身の母の元に三男として生まれました。

小さな頃から身体は同い年の子よりも大きかったのですが、引っ込み思案で大人しい子どもだったそうです。

同級生たちよりも背が高く、ボールの扱いもうまかったために指導者から重宝され、チームのポイントゲッターとして活躍しました。

高校生になる時、全国大会出場を目指すバスケットボールの強豪に入り、大きな舞台（インターハイ）に立つこともできました。リーダーシップが評価されてキャプテンも任されました。

バスケットボールを小学生から高校生まで、楽しみながら努力したことや、必死になり壁を乗り越えた経験から、人間として、歯科医師として大切なことを本当にたくさん学びました。

リーダーシップ、挫折に負けない・あきらめない精神、楽しんで努力することの素晴らしさ、チームとして成長することの喜び、自分を犠牲にしてでもチームメイトに貢献する姿勢など。

歯科医師として、院長として、人間としての私の基礎は、まさにバスケットボールで養われました。

大学時代、無事に国家試験も受かり、卒業後は東北大学の口腔外科に入局し、学位も取得することができました。

山形県立中央病院へ配属されたあと、2年半後に現在の地で開業しました。

山形の地でクリニックを開いたのは、自分の母の実家がある土地であり、修行時代にお世話になった縁のあるこの地へ貢献したいという想いからでした。

自分の医院を持つという夢のひとつがかなった時には、憧れの父に近づけたような感覚があり、感激しました。

33歳で歯科医院を開いたあとも、失敗を恐れずに前へ前へと突き進むことができたのはなぜでしょうか。

本気で全国出場を目指す厳しいチームのなかで闘争本能が育まれ、いい意味で〝脳筋〟で育ったからもしれません。

バスケット部時代の経験があるからこそ、歯科医師としてある程度の経験を積んだあとでもなお、技術向上の努力を楽しめたり、当院のメンバーとチームワークを大切にしながらやりがいを持って仕事をすることができているのではないかと思います。

選ばれる歯科医院になるために

大学時代のことですからもう30年近くになりますが、教授から聞いた言葉が今でも記憶に残っています。

「今は歯科医師にとっていい時代だ。患者さんは歯科医師を選べる時代になった。だから、君たちは患者さんから選ばれる歯科医師になりなさい」

誰かに必要とされる人間になれば将来の不安がなくなると、私は前向きにとらえることができました。

とても希望が持てる言葉でした。

よき師との出会い、いい情報を得ることは本当に大切ですね。

今度は私が、あとに続く若い人たちにとっての、よき道標になることができれば、これほどうれしいことはありません。

17年間の変化が複数の証言でわかる

33歳で自分のクリニックを開き、2025年で18年目を迎えます。年齢は50代の大台に乗りました。

ベテランと言われるほどの年齢ではなく、もう若手ではありません。

それなりの苦労もし、さまざまな経験を積んだことで〝今〟があります。

山形市内にふたつのクリニックを開き、近い将来、3院目を仙台市に置くことを計画しています。

医療法人『彩優会』の理事長もつとめています。

50歳になったこのタイミングで、これまでの医師人生を振り返りながら、これからのビジョンを記したいと考えました。

第1章「チームの力」では、小学生から始めたバスケットボールを通じて経験したさまざまなこと、そこから学んだことについて書きました。

第2章「挫折から学ぶ」では、高校のバスケットボール部時代に苦しんだこと、大学時代の葛藤、〝第二の暗黒時代〟である大学院時代のことを掘り下げました。

第3章「変化を恐れない」では、33歳でクリニックを開いたあとの苦難の日々について触れました。クリニック内の人間関係の難しさ、チームビルディングや教育の大切さはこの時期に学びました。

第4章「継続は力なり」では、私自身の医師としての矜持や信条、経営者としての哲学や基本姿勢について書いています。

第5章「未来を見据えて」では、今後のクリニックの在り方、医師やスタッフを成長させる方法について記しています。

前半では、私の〝脳筋〟が育つ過程にフォーカスしました。私だけの記憶だけではなく、ともに前進してきた妻や分院長、長く支えてくれたスタッフの証言も隠すことなく書きました。

33歳で開業した頃の私の若さ、その後の変化が、みんなの証言によって浮き彫りになっていると思います（スタッフのひとりは「全部、話しちゃいました」と笑っていました）。

後半では、歯科医師としての哲学、歯科医院の経営者のコンセプトやビジョン、チームビルディングの方法も述べています。

みなさまの興味があるところから開いていただいてかまいません。

楽しみながら読んでいただければ幸いです。

目次

生涯現役で学び続ける
忘れられない患者さんの言葉

分院長　歯科医師　野川世理子インタビュー
歯科医師としての、治療ではない
別分野の成功体験を初めて知った
歯科医師は何でもできないといけない
決断するスピードの速さに驚かされる
技術を若い医師に伝授してほしい

チーフマネージャー　中嶌玲奈インタビュー
時代の流れやトレンドに対してアンテナを立て
「いい」と思うことをすぐに取り入れる
なかなか解決策が見つからない……
本当に柔軟な考えをされる方
スタッフの想いを汲んでくれるように

第5章　未来を見据えて

第1章　チームの力

メジャーリーグで活躍する大谷翔平選手（ロサンゼルス・ドジャース）は小学校を卒業する時、身長が１６５センチほどあったそうです。30歳になった今は１９３センチ。大きな選手ばかりのメジャーリーガーの中でも目立つ存在です。

ＮＢＡの強豪、ロサンゼルス・レイカーズの主力選手になった八村塁選手は中学生の時は１８０センチ。高校生で１９０センチになり、今では２０３センチまで伸びています。

フィジカル的に恵まれた彼らと比べることはできませんが、私は小さい頃から背が高く、小学生の時には身長が１７０センチもありました。

１４０センチ台の小学生の中では飛び抜けて大きく、バスケットボールの試合ではいつも得点に絡む活躍をしていました。地元の新聞に掲載された大会の写真を見ると、チームメイトが小さすぎて、子どもの中にひとりだけ大人が混じっているような感じでした。

指導者にも、関係者にもチヤホヤされていたと思います。たとえば、スポーツショップのおじさんに、「これを使ってよ」と言われて、最新のバスケットシューズやスポーツドリンクを入れる容器をもらったりしていました。

少なくとも地元では目立つ存在で、将来が期待されるスポーツ少年だったことは間違いありません。

しかし、中学生になってから身長は5センチほどしか伸びませんでした。それが影響したのかどうかはわかりませんが、小学生の時ほどの活躍はできませんでした。

あのまま身長が伸びて実力もついていけば、いずれは日本代表で世界と戦う可能性もあったかもしれません。少なくとも、近所のスポーツショップのおじさんはそう思っていたのでしょう。

ところが10数年後、私はプロアスリートではなく、歯科医師になりました。

高校でインターハイに出場

高身長の選手が圧倒的に有利なバスケットボールという競技の中で、中学生の時にはまだ体格的なアドバンテージがありました。

私は中学卒業後、仙台にある公立高校に進学しました。文武両道を目指す進学校であり、宮城県で強豪と言われるバスケットボール部がありました。目標は全国大会出場。指導者も選手たちも気合が入っていました。実際に、2、3年に一度は全国の舞台を踏んでいるところでした。

私の高校時代、インターハイが宮城県で開催されたために県の出場枠はふたつ。県大会の決勝まで進出した私たちは、見事に全国大会出場を果たすことができました。

私もそのメンバーに選ばれたものの、出場時間は少しだけ。「1年生に経験を積ませよう」ということだったんだと思います。だから、全国大会に出ても達成感はありませんでした。

強豪校に入った私は、高校入学後に大きな壁にぶつかっていました。とにかく、あれもダメ、これもダメ……という〝禁止のバスケット〟だったので、スポーツをする喜びを感じることができなかったのです。

たとえば、ＮＢＡ（世界最高峰のバスケットリーグ）を見てはいけない。

人気漫画の『スラムダンク』を読んではいけない。

さすがにうさぎ跳びをさせられることも、体罰と騒ぐほどの暴力的な指導もありませんでしたが、はっきり言って、楽しくはありませんでした。

途中交代でコートに入って、２秒くらいで「反応が悪い」と言って代えられた時には何とも言えない恥ずかしさを感じました。

高校に入るまではチームの中心選手として自由にプレーできていたからかもしれませんが、窮屈で窮屈で……。少しのミスでペナルティを与えられるような空気にはなじむことができませんでした。

バスケをやめたら高校にいられない……

私の通う高校には、昔の〝バンカラ〟の雰囲気が残っていました。ＯＢに俳優の菅原文太さんがいることで有名だといえば、校風をわかっていただけるでしょうか。１９９０年代なのに、「下駄禁止」と校則に書いてあるという高校でした。

先輩から、「バスケット部のキャプテンは学校の中で3番目にえらいんだぞ」と言われました。伝統的に強かったために影響力があり、校長、応援団長の次がバスケット部のキャプテンという序列だというのです。応援団長は成績も優秀でないと選ばれなくて、だいたいが東京大学や京都大学へ進むんです。

バスケット部のキャプテンはその次に評価が高くて、教頭と同じくらい。私がのちにキャプテンになる時にそう言われたのは、「だから、しっかりしろよ」という意味だったんだと思います。

私はバスケットボールの実績を評価されてはいましたが、公立校なので推薦入学ではありませんでしたから、別に、バスケットボール部に入らなくてもよかったんです。

もし退部したとしてもそのまま高校に残ればいいんですけど、「部活をやめたら学校にもいられなくなるんじゃないか」みたいな空気を感じていました。だから、朝練習に出て、学校の近くの河原で弁当を食べてぼーっとしてから、昼の練習、放課後の練習に出るという生活を続けていました。

そんな生活が変わったのは2年生になってから。

新チームになれば私がキャプテンになるというのがみんなわかっていて、先輩から受け継いだ伝統を次の学年にバトンタッチしようと思ったからです。「俺はそのためにこの部にいる」と考えるようになって、自分の夢は全部捨てることにしました。

高校3年間で燃え尽きて

バスケット部の顧問は競技経験こそありませんが、地元では名前をよく知られた指導者でした。スター選手よりも、地味な選手を鍛え上げてチームをつくることを得意としていたようです。

逆にいうと、少年時代からエースとしてもてはやされた選手はあまり好きではなかったのかもしれません。

中学時代にバレーボール部所属だった副キャプテンは、監督の指導によってどんどん実力を伸ばしていきました。余計な癖がついていない選手を指導することに長けていたのでしょう。

私のポジションはポイントガードでシューティングガード、ボールに触れることが多いんです。でも、体力がなくて途中で失速することがありました。1日に2試合組まれた時にはガス欠で動きが悪くなるような選手でした。1

試合目に20点取っても、2試合目は4点くらいで終わることもありました。

監督が現実的なチームづくりをする方だったので、私の体力がないことについては早めにあきらめたようです。オフェンスでは体力を温存し、デフェンスで徹底的に相手を追い込む、その代わり、確実に3ポイントシュートを決め、ゲームの起点を作る。スラムダンクで言えば三井寿の役割が近いと思います。

私はカッコいいシュートを決めたいという欲を捨てて、チームが勝つことを重視しました。

キャプテンの仕事に徹したせいか、3年生の最後の大会で負けた瞬間も、涙は出てきませんでした。もしかしたら、〝燃え尽き症候群〟だったのかもとあとで思うほど、穏やかな気持ちで引退の日を迎えました。

悔しいとか寂しいという感情がありませんでした。泣き崩れている後輩たちに「泣くなよ、次があるからな」と声をかけていたくらいです。

高校では自分で思うような成績を残せませんでしたが、それでも私には全国大会の出場経験があるので、スポーツ推薦での進学を薦める声がありました。

だけど、燃え尽きているのは自分でわかっていますし、バスケットボール中心の生活を送ることはもうできません。高いレベルでは通用しないことを、自分が一番よくわかっていました。だから、周囲の薦めを振り切り、医大の歯学部を目指すことを考えました。

起きている間はずっと勉強の日々

私の父は仙台で開業する歯科医師でした。長兄はすでに歯科大に通っていましたし、次兄も国立大学の医学部に進学していました。

父への憧れもありました。兄たちが優しい人だったこともあって、同じ道を目指したいと思ったのです。高校では理系だったのですが、父も兄も私が歯科医師になりたいと言い出すとは想像もしていなかったようで、ものすごく驚いていました。

家族も学校の先生も私の選択を応援してくれることになりました。しかし、肝心の学業成績がまったく伴わず……「こんな成績で受かると思ってるのか」と担任にあきれられるほどでした。

解決策はひとつだけ。勉強するしかない――これしかありませんね。

先生に「どれぐらいやればいいいですか」と聞くと「1日8時間」と言われました。学校で5、6時間の授業を受けているので、自宅で2時間くらいならできると思ったら、「家で1日8時間」だと言われ、呆然としました。

簡単に言えば、「起きている間はずっと勉強しろ」ということです。

バスケットボールを引退した翌日から、勉強漬けの生活になりました。それが7月の終わりくらいだったでしょうか。

家や図書館で教科書や参考書を開きました。ご飯、トイレ、風呂、睡眠の時間以外はずっと勉強に費やすことにしました。本当に起きている間はずっと、机の前に座っていました。

試験日まではあまり時間がありません。ただ、国立大学を目指しているわけではなかったので、やりようによってはなんとか間に合う。自分なりにそう計算をしました。

私の通っていた高校は進学校であったものの男子校でおおらか、勉強を強制するようなことはありませんでした。高校を卒業してから浪人生活に入り、やっと受験勉強に本気で打ち込む生徒が多かったのですが、私だけは違っていました。

夏休み以降も、友達とどこかに遊びにいった記憶はありません。あまりの切り替えの早さに、みんなが驚いていたようです。

その頃に気づいたのは、自分が勉強嫌いではなかったこと。体力がなかったから、厳しい部活のあとで机に向かうことができなかっただけだったのかもしれません。

もちろん、それは言い訳ですけどね。部活をしながらでも優秀な成績を残す、文武両道の人もたくさんいましたから。

大学のバスケ部で浮かんだ疑問

受験勉強に打ち込むこと8カ月。3月に無事、歯学部に合格することができ、歯科医師へのはじめの一歩を踏み出すことになりました。

そこでもバスケットボール部に入りました。

このバスケット部は、サークルみたいな感じで、バスケ好きが集まってワイワイやっていました。顧問もいることはいますが、部の責任者であって、指導者ではありませんでした。

たいして練習をしないくせに、試合の時だけ「勝とうぜ！」とみんなが言う。でも、やっぱりちゃんと練習をしないと勝てません。

練習をしていないからチームの連携はままならず、選手個人個人の能力頼み。高校時代までの蓄積がある数人の選手だけでパスを回して点を取りにいくというスタイルでした。

自由に選手交代ができるバスケットでは、レギュラーの5人の力だけでは勝つことができません。練習不足で体力的に問題を抱えた選手もいるので（先輩も私もそうでした）、試合開始直後はうまくいっていても、そのうちに点差をつけられてしまう。そういう試合が多くありました。

そんな試合を続けるうちにいくつかの疑問が浮かんできました。

限られた数人だけで戦っていても、勝てないんじゃないか……。

チームとしてのコンセプトがないと、強くならないんじゃないか……。

下級生も試合に出さないと、チームの強さは継続的に維持されないんじゃないか……。

上下関係はまったくなくて、サークル的なノリでお酒を飲んで騒いだり、みんなで遊びにいったりして楽しかったんですけど、個人的には燃えるものがない。

少ない時間ではあるけれど、せっかく集まって練習をするのならば実のあるものにしたいと考えるようになりました。

俺たちは何のためにバスケットボールをしているのか？――そこの部分が大事だと私は感じていました。

まずはコンセプトを決めることから

医大なので、バスケットをするために入ってくる学生はいません。国家資格を取って、医師になるのが第一の目的です。それでも、せっかくバスケット部に入るのなら、そこでの目標があったほうがいいと思ったのです。

私たちが上級生になった時、後輩たちに聞きました。

勝利を目指すのか、それともバスケットを楽しむのか？

勝つためのチームをつくろうと思っても、学業優先なので、練習環境や時間に制約があります。

オンシーズン、みんなで集まって練習する期間は5カ月くらい。3月終わりに合宿をして、9月で終了という感じでした。強豪と言われるほかの大学は1年中活動しているので、普通に考えれば勝てるはずがありません。

部員全員を集めて、先ほどの問いを投げかけました。

私はてっきり、楽しいバスケットを選択すると思っていました。ところが、彼らはみんな「勝ちたい」と言う。「サークル系で楽しく」のつもりが正反対の方向に話が進んでいきました。

そうなれば、話は変わります。

勝つためのチームづくりが始まりました。

私が高校までに培った、勝つためのバスケットを後輩たちに植え付けました。

やはりチームをつくるうえで大切なのはコンセプトとそれぞれの想いを確認することだと思いました。

最初にコンセプトを決めるということは現在の組織づくりに大いに役立っています。

コンセプトを決めることで全体の目的が定まり、そのための施策、人材育成につながり、より強固な組織になります。

成長を実感できれば自信がつく

楽しさを求めるのならば、好きなだけシュート練習をすればいい。得点のセンスがある人ならば、それでも得点力は上がるでしょう。しかし、野球で言うならば、エース、四番打者みたいなもので、それができる人は限られています。

後輩たちには、とにかく「ディフェンスを頑張ろう」という話をしました。積極的にディフェンス練習をする人は少ないのですが、こちらは頑張れば頑張るだけ成果が出る。だから、ディフェンス練習も増やしました。

言葉ではなかなか伝わらないので、1対1の練習を増やして、実戦形式で強化していくことにしました。

ディフェンスする時に大事なのは予測する力。経験を積むことによって、それはついてきます。もちろん、質も大事ですけど、量をこなさないといけない。ディフェンス力がつけば、試合で起用される機会は格段に増えます。

それまでまったく試合に出られなかった後輩がスタメンに名を連ねるようになったことが、私にはうれしかったですね。

その時に学んだのは、成長できる分野を伸ばしてあげることの大切さでした。自分で成長を実感できれば自信がつきます。自信がつけば立ち居振る舞いも発言も変わることに、この時、気がつきました。

全員に得点力があってディフェンスもうまいというのが理想ですが、そんなチームはなかなかありません。

得点のセンスがない人はいくら練習を積んでも限界があります。ならば、徹底的に守備を磨こうと私は考えました。

言い方は難しいのですが、早めにあきらめることが肝心で、その割り切りによって見えてくるものがあるはずです。

私も高校1、2年の時は徹底してディフェンスを鍛えました。その後、シュート力を磨き、チームの構成を考えてシューターとして育ててもらいました。

どんなスポーツでも、求められる特性や能力があります。そのあたりを見極めることが大事だと思っています。

なかには、プレーヤーとしてよりも、コーチとしての適性がある人もいるでしょう。マネージャー的な心配りができる人もいますよね。

それぞれの役割を見つけて、長所を伸ばしてあげることがチームとしても、個人としても大切なことです。

後輩の成長によって教えられたこと

練習メニューはかなりハードにしました。ギリギリ、私が吐くか吐かないかぐらいのところに設定して、かなり追い込んでいきました。体力のない私が、自分で考えた練習をして吐いてましたけど（笑）。

途中で「話が違う」とか「やっぱりサークル系で」という人はいなかったですね。実に楽しそうに練習に打ち込んでいました。

その成果が出たのか、北日本の大会で優勝することができました。後輩たちにとっては初めての成功体験だったようで、何年も経ったあとでもその大会での思い出話が出ます。「バスケット部に入って本当によかった」という声も聞きました。

今振り返ってよかったなと思うのは、みんなで話し合ってチームのコンセプトを決めたこと。

ここからスタートしていい結果を呼び込んだことは私にとって大きな経験になりました。

後輩の成長によって、教えられることがたくさんありました。

「とにかく頑張れ」と言うだけではいけない。

その人にとっての〝伸びしろ〟はどこにあるのかをしっかりと見定めて「こ

の部分を伸ばせばチームに貢献できる」「これができるようになれば、組織にとってなくてはならない存在になれる」と示してあげることが重要なのだと思いました。

努力することはもちろん大事ですが、努力の方向性を間違えると効果は出ないし、意味もありません。

「今、何をすべきか」と確認したうえで、集中してそれを伸ばすように考えるべきです。

みんなで何かを達成する喜び

そういう考え方は、歯科医師になってから役に立ちました。私は外科の仕事ばかりをしてきたので、お子さんに泣かれるのに慣れてないし、どうしていいのかわからなくなります。

そういう時には、子どもの治療が得意な先生にお任せするようにしていました。

お子さんを連れたお母さんに「今日は女性の先生でお願いします」と言われると、「俺は人気ないなあ……」と落ち込むこともあります。でも、何人かの先生とチームを組み、それぞれの得意分野を生かしながら、足りないところを補っていくという、現在のスタイルの利点を感じています。

その原点は、大学時代のバスケット部での体験なのかもしれません。

適材適所という言葉がありますが、それを形にするのは本当に難しい。のちに自分でクリニックを開いてから、そう痛感することになりました。

ほかの先生に「この勉強をしてほしい」と言うと、頑張ってやってくれるし、知識がつけば自信になるようです。期待をはるかに超えた成果を持って帰ってきてくれることもよくあります。

人間って、頼られることが力になるし、任されることで責任感が生まれるものなんですね。

いつも間にか私は、チームで動くこと、みんなで何かを達成することに喜びを覚えるようになったのです。
それは、大学のバスケット部での経験が教えてくれたことでした。

第2章　挫折から学ぶ

数年前に、『消えた天才』（TBSテレビ系列）という人気のテレビ番組がありました。世界で活躍するトップアスリートやアーティストが小学生や中学生の時に「この人には勝てない」と思った「天才」のその後を追うドキュメンタリー番組でした。

この番組には、才能や体格に恵まれながらも第一線から退かざるをえなかった人たちがたくさん登場していました。

私は近所のスポーツ好きの人たち、スポーツショップの経営者に注目される少年ではあったと思います。事実、バスケットボールをしている時に、「この選手にはかなわない」と感じたことはありません。

まず身長が高いので、相手のシュートを防ぐことができますし、私のドリブルを止められる選手はいませんでした。最近の言葉で言えば「無双」状態だったと記憶しています。

実際に地元の新聞に取り上げられたのは一度や二度ではありません。

しかし、体格のアドバンテージを除いた時に、実力が飛び抜けていたかどうかと言えば疑問符がつきます。スピードがあったわけでも、テクニックに優れていたわけでもない。

ところが私は自身で「実力がある」と思い込んでいたのです。そんな私を中心にして強いチームをつくってくれた指導者には感謝しています。

中学生になれば、ほかのメンバーたちの身長がどんどん伸びてきました。対戦相手もそうです。体格差を活かして試合を支配するということがなかなかできなくなっていきました。

冷静にまわりを見てみると、どのスポーツでもそういう選手がたくさんいます。ほかの子どもよりも成長が早いためにいい記録を出したり、勝利を決める活躍をしたりする「天才」たちが。

私はどうかというと、早熟な少年のひとりだったと思います。まわりが成長するにつれて、いつしか特別な存在ではなくなっていました。それでも、多くの出場機会を得ていたために経験が積み重なっていて、実戦で培われた勝負勘のようなものは確かにあったでしょう。

全国大会出場を目指す強豪高校での日々については、第1章で少しだけ述べました。ここでもう少し書き加えたいと思います。

リストラされたサラリーマンのように

高校生の時の私は、バスケットボールへの情熱を失いかけていました。中学時代までの実績が評価され、周囲から期待されていただけに、ツラいものがありました。

もちろん、そんなことはほかの人に気づかれないように、練習を続けていました。チームメイトも私の悩みはわからなかったと思います。

もうバスケットをやめてしまいたい。

心の中ではそう考えていました。

バスケットをするために入った高校ではありませんでしたから、退部しても普通の高校生活を送ることができます。でも、私にはやめることができませんでした。

「あいつ、バスケ部やめたんだって」と言われるのが嫌だったからです。ツラい状況から逃げたと思われたくはありませんでした。

しんどいけど、やめることはできない。

授業時間中に学校を抜け出し、河原でひとり、ぼーっと時間を潰していました。

こんな状態が続くのなら、死んだほうがいいのかもしれない。

そこまで思いつめたこともありました。

しかし、もちろん、自分で死を選ぶ度胸はなく、ただ悶々とした時間を過ごすことしかできませんでした。

そんなことで苦しんでいることは両親にも言えません。おそらく、楽しく部活に励んでいると思っていたんでしょう。

リストラに遭って、家にも職場にもいられないサラリーマンみたいなものかもしれません。

そんな精神状態でも、毎日の練習には参加していました。

自分がやりたいプレーはすべて禁止。プレイヤーとして喜びを感じる瞬間はまったくありませんが、体育館に行かないわけにはいかない。

楽しさは1ミリもありませんでした。

それでもバスケットを続けたのは、責任感があったから。後輩たちに伝統をつなげるという役割をしっかりと果たさなければいけないと強く思ったからです。

キャプテンになってからはすべてほかの選手のために、自分の欲をすべて捨ててプレーしました。

もしあの時、途中でバスケットをやめていたら、私はどんな人生を歩んでいたでしょうか。まったく想像することができません。

断言できるのは、ツラい状況でもバスケットを続けたことが自分の力になったということです。

まわりの人からは、あの時の私の悩みや苦しみは目に見えなかったことでしょう。ただ、それを乗り越えたことで、得られたことはたくさんありました。

大学に入ってから素敵なメンバーとバスケットをすることで再び楽しさを味わい、そこでチームのつくり方を学ぶことができたのです。

大学院時代に訪れた2度目の暗黒期

岩手医大でバスケットボールを続けながら、国家試験を経て、研修医として2年を過ごしたあとに、東北大学の大学院に進むことになりました。ここで、自分にとって2度目の暗黒期が訪れるとはまったく想像もしていませんでした。

特に、掘り下げたい研究テーマがあったわけではありません。父親のアドバイスに素直に従った形でした。

長兄は大学院で学んで学位を取得していました。次兄は長く大学病院の医局にいて、何度も論文を発表しています。三男の私にも箔を付けさせたいという気持ちが父にはあったのかもしれません。

その教授は父と親交があり、私のことを温かく見守ってくれました。好意を感じながらも、私は研究に真剣に打ち込むことなく、漫然と日々を過ごしていました。会社員で言えば、窓際族のような感じで、出社してもたいした役割がなくて……。

その教授には「オヤジのクリニックでアルバイトでもやれば」という親心があったのかもしれませんでしたが、それにすっかり甘えてしまっていました。今振り返れば、本当にもったいない時間でした。

父にはクリニックを3つも開いた時期もありましたが、私が大学5年生の頃にはあまり仕事について口にすることがなくなりました。週に一回、診療のお手伝いに行っていましたが、以前の活気はなくなっていました。

父の事業が縮小するのを間近で見たことで、歯科医師という仕事の難しさを感じていました。

どれだけ気をつけていても、年齢とともに体力が落ち、気力も十分ではなくなってしまう。視力が落ちることもあるでしょう。患者さんの年齢も少しずつ上がっていって、新規の人が少なくなる。患者さんが高齢の方ばかりだと、訃報に接する機会も増えていきます。

私が自身でクリニックを開く時には、このことを肝に銘じました。

私が東北大学歯学部の大学院にいたのは4年間です。

大学院で教授や先輩たちから指導を受け、学位を取らせていただきましたが、それについて後悔があり、自分にとっては高校時代に続く暗黒期だと感じています。

今から考えてみると、父の事業は苦しくなっていたはずなんです。もし私に実力があれば少しでも助けることができたかもしれない。そういう後悔もあります。あの時、もっと違う時間の使い方ができたんじゃないかと思っています。

自分の甘さのせいですが、歯科医師として経験を積んで、早めに技術を磨いて臨床の舞台に多く立てばよかったのにと思います。

「一人前になりたい」という気持ちはありながらも、実行が伴っていませんでした。

妻の両親の年収を超える男になる!

この時期に、妻と出会いました。大学院を卒業するのと同時に、30歳で結婚することになりましたが、当時の私の貯金は30歳まで学生をしていたこともあり40万円ほどしかありませんでした。

付き合いが深まり、結婚の話が出た時に、正直に申告しました。「ぶっちゃけ、貯金はこれだけしかないんだよね」と。

20代後半でそれだけしか貯金がない私とよく結婚してくれたものだなと心から感謝しています。

言ってみれば、マイナスからのスタートでした。

妻と出会ったのは、共通の知人が開いた会食でした。私とはまったく違う、美容系の職種の人でした。

妻の母親が美顔機器の代理店みたいなことをしていて、東北の責任者のような形になっていました。いわゆる経営者です。

40万円しか貯金のない私は、結婚する前に妻の母にこう聞きました。

「お父さん、お母さんの生涯の最高年収を教えてください」

すると、「○千万円」という返事が戻ってきました。

その時に、私の目標が決まりました。

いずれ、○千万円を超える男になる！　そうしないと妻に申し訳ない。そう考えたからです。

妻はそれまでそういう収入を得た家庭で育ってきたわけです。その金額以下であれば、「負け」だと私は思いました。その基準は絶対に守ろうと考えました。しかし、貯金40万円の男にとって遠すぎる目標でした。

そこから、私は真剣にお金について考えるようになりました。

山形県立中央病院に勤めることはすでに決まっていました。しかし、何年働いてもその金額には届きません。

勤務医と開業医の収入を調べたところ、勤務医の平均年収は720万円、開業医で1200万円だとわかりました。

勤務医では目指すような金額を得るのは難しい。歯科医師として腕を磨きながら、経営の勉強をして自分でクリニックを開かなければ。

現状を知ることで、大きな大きな目標が見えてきたのです。頑張らなければいけないと心の底から思いました。それが20年前のことです。

大きな目標を掲げて頑張ってきたおかげで、その後、妻の父母の最高年収を超えることができました。もし1000万円を目指したならばそこで止まっていたかもしれません。

コンセプトを固めて、明確なゴールを設定することで、そこに到達できたと考えています。

山形県立中央病院で多くの手術に関わる

私は東北大学の大学院を出て、初めて就職。教授の推薦を受けて、山形県立中央病院で働くことになりました。

医局が医師を送り出す病院の中ではかなりの好待遇だと聞いていました。はじめは「期間は1年くらい」と言われていたのですが、結局は2年半もお世話になりました。楽しく働くことができたのは理解のある上司の先生のおかげですね。結婚したばかりの妻と一緒に山形市に居を構えました。

私は口腔外科の所属になりました。入院施設があり、一般の歯科医院では治療が難しい患者さんが来られることが多かったですね。

ここでは、重症の患者さんの治療や手術をすることもよくありました。個人経営のクリニックでは関わることができない症例を数多く見ることができました。

上司は私を信用してくれて、いろいろなことをやらせてもらいました。キャリアとしてはまだまだでしたが、チャレンジすることができました。振り返ってみると、自分が器用でよかったなと思います。

その病院で行う手術のほとんど、9割以上に携わることができました。ここで経験を積むことができたことを、当時の上司に本当に感謝しています。

勤務状況という面でも恵まれていたのかもしれません。外科のように急病人が担ぎ込まれるということはほとんどなく、手術の日程はあらかじめ決まっています。泊まり込みの当直勤務もありませんでした。市内にいればOKというくらいで。

はじめは、当時の口腔外科科長と私の2名体制だったんですが、新しい患者さんも増えて数字が上向きになりました。科長の先生が病院長に増員をお願いしたら、「佐々木を残すなら」という条件付きでOKが出て、3人体制で臨むことになりました。

そのため、私は1年で仙台に戻ることができず、2年半お世話になりましたが。

本当に働きやすい職場でしたので、そのまま勤めるという選択肢もありました。安定しているし、お給料も高い。30代半ばになれば、1000万円は大きく超えるでしょう。でも、私には「○千万円」という目標があります。このまま勤務していてはそこには届きません。

同じマンションに住む銀行支店長に直談判

そんな時、仙台にいる父から、「山形市に、クリニックを出すのにものすごくいい条件の場所が見つかったんだけど」という連絡が入りました。30歳まで大学院にいた私に自覚を持たせようと思ったのかもしれません。私の目の前で「本当にいい条件なんだけど、誰かやる医者はいないかな」とこれみよがしにつぶやきました。

私は開業する決意を固めました。父親からすれば、作戦通りということになるのかもしれませんね。

山形とは縁があります。私の母の実家が山形市内にあり、かわいがってくれる親戚もたくさんいます。「1年で山形に帰るから」という約束を反故にしたことで妻は泣いていましたけど、最終的には賛成してくれました。

集患に適した土地があっても、それだけではクリニックは開けません。設備を揃えるためには、相当な金額が必要になります。

私は、ユニットチェア4台から始めました。1台当たり、500万円以上かかります。それに加えて、さまざまな備品が必要です。

診察する場所だけでなく、スタッフ用のスペースや着替える場所やロッカーがないといけません。できることならば、治療用の器具は最新のものを揃えたい。

というわけで、新規で開業する場合、コストは想像以上にかかります。

初期費用を集めるにあたり、幸運なことがありました。

山形県立中央病院に勤めている時、職員専用住宅があり、古いつくりではあ

ります が、3LDKで月1万2000円くらいの家賃で住んでいました。しかし、いくら切り詰めても開業資金の足しにはなりません。

当時、開業資金はテナントの場合に5000万円、戸建てで1億円が相場だと言われていました（現在は円安、資材高騰のため倍の金額が必要です）。もちろん、銀行から借り入れるしかない。

開業準備中に、別のマンションに引っ越しをしました。

その賃貸マンションでよく顔を合わせる50代の男性がいました。何度かエレベーターで一緒になってあいさつを交わすうちに「お仕事は？」という話になりました。

その男性は、銀行の支店長でした。

ある日私は、作戦を練ってからエレベーターに乗り込みました。銀行員の出勤時間は毎日、決まっています。それを計算して、私も部屋を出ました。

支店長とふたりだけのエレベーターの中。朝一番で、直談判することにしました。

「歯科医院を開業するための準備をしているところです。お金を貸してくださ
い……」

朝一番のこの発言に支店長は驚いた様子でしたが、話を聞いてくれて、商談成立となりました。

もし銀行から十分な資金を借りられなければ開業にはもっと苦労していたでしょう。

支店長は資金を貸してくれると同時に、いろいろなことを教えてくれました。コンサルタントがいればよかったんでしょうけど、私の近くにそんな人はいなかったので、本当に助かりました。

開業が成功したふたつの要因

開業資金は毎月返済しても、15年かかる見込みでした。患者さんひとりあたりの単価×人数を計算すれば一日の売上を計算できるはずですが、私はそんな

こともあまり考えないまま、開業の日を迎えました。

私は歯科医師の免許を持ち、山形県立中央病院で経験を積みましたが、経営に関する知識はゼロと言ってもいいくらいでした。「山形で開業して、困っている父親を助けてやろう」という気持ちだけで開院したのです。

ところが……長く歯科医院を経営してきた父親の見立てが正しかったことがすぐに証明されました。開業当初から、多くの患者さんが来てくださいました。

ひとつは立地がよかったこと。

ショッピングモールの一画で大きな道路から目立つところにあり、駐車場も完備されていました。患者さんにとって、通いやすい立地でした。

もうひとつは、私が勤務していた山形県立中央病院の近くにあったこと。車で10分ほどの距離だったおかげで、以前から顔なじみの患者さんが通ってくれました。

山形県立中央病院の上司が本当にいい人なので、「佐々木くんのクリニックで」とすすめてくれたのかもしれませんね（笑）。一度、骨折した患者さんがこちらに送られてきたことがあって、「骨折は無理です」と断ったことがあります。

私を信頼してくれる人たちが、いい評判を広めてくれたんだと思います。ありがたいことに、患者さんが少なくて困るという経験をしたことがありません。山形県立中央病院で2年半働いたことは、私に力を与えてくれました。しかし、幅広い、歯科治療についての修行をしないまま開業したことが私にはコンプレックスになっていました。

だから、しっかりと学ばなければと考えていたのです。

コロナ禍で下した大きな決断

歯科医院を開くのに適した立地だったので、たくさんの患者さんに来てもらいました。だから、はじめのうちは平日は20時まで、日曜日、祝日も開院していました。

私がまだ30代だったということもあり、フル稼働の体制を敷きました。「いつ歯が痛くなっても大丈夫」という感じですね。

しかし、忙しい毎日が続くことで、スタッフに大きな負担がかかりました。売上は順調に上がりましたが、離職率が高い。どうしてもスタッフが長続きしないのです。

スタッフにさまざまなストレスがあり、人が育たず、定着しないということが悩みのタネでした。

勤務体系、お給料、人間関係などいろいろな要素があったでしょう。開業当初はみんな、目の前のことで一生懸命で足元をしっかり見つめ直す時間は取れませんでした。

しばらく経った段階で、私は開業時間を見直したいと考えるようになりました。

毎日、夜8時まで診察しているけど、7時までにしよう。

いや、いっそ5時で終わりにしてもいいんじゃないか。

日曜日、祝日を休みにすれば、家族との時間が増えるのでは？


そんな意見をスタッフにぶつけてもいい反応は戻ってきません。

患者さんが減ってしまうかも？　一度ほかのクリニックに移った人は帰ってきてくれないんじゃないか？　という意見が多かったですね。

開院時間を変えることでスタッフの働きやすさは格段に上がるという確信が私にはありましたが、一歩踏み込むことができませんでした。

しかし、２０２０年春から日本中で新型コロナウイルスの感染が拡大しました。私たちのような歯科医院だけでなく、あらゆる業種が打撃を受け、経営の仕方も働き方も考え直す必要に迫られました。

そこで、思い切って決断をしました。

平日は17時まで、日曜日と祝日はお休み。

その効果はすぐに、いろいろなところに出ました。

あれから5年が経ちました。
コロナ禍は過ぎ、昔と同じような日常が戻ってきました。
私はあの時、思い切って決断してよかったと心の底から思っています。
第3章では、クリニック開業から現在までのプロセスについて書いていきましょう。

佐々木美智恵（院長夫人）インタビュー

いつも患者さんのことを第一に考える常に目標を掲げて有言実行する人

――佐々木先生との出会いは？

共通の友達が開いた会食での席で顔を合わせたのがはじめてです。でも、その時は席が遠かったこともあってあまり話をする機会がありませんでした。しかも、翌日の朝からオペがあるからということで彼は早めに帰った記憶があります。

初対面では席が遠く、話す機会がなく強烈な印象を受けたということも、連絡先を交換したということもなかったですね。

1年後くらいに同じメンバーで集まることになって、その時に長く話をしたんですけど、「話しやすいなあ」というのがその時の印象です。

当時、ふたりとも仙台在住で、私は母がしていた美容関係の仕事に携わっていたんですけど、彼はまだ大学院生でした。そのあとにまた会う機会があり、付き合うようになりました。

歯科医師になるために経験を積んでいるということは聞いていました。その後、山形県立中央病院に勤務することになりますが、「いずれ自分で開業したい」とか、「大きなクリニックにしたい」という話は聞いていませんでした。再会してから10カ月後に結婚することになりました。4月に結婚して、同じ月に山形県立中央病院で働き始めました。

当時、あまり貯金がないということは聞きましたが、「お互いのことが好きだったらいいかな」と思っていました。

山形県立中央病院で働いている時は一生懸命で、とにかく忙しそうでした。患者さんのことを第一に考える人なので、呼び出しがあるとすぐに病院に駆けつける日々を続けていました。山形県立中央病院で2年半もお世話になり、さまざまな経験を積んだんだろうと思います。

——開業するにあたって、どんな気持ちでしたか？

2007年にタクヤデンタルクリニックを開業する時、はじめは不安がありました。私は、クリニックを開くのならふたりの出身地である仙台だろうと勝手に思っていたので、「山形で」と聞かされた時には驚きましたし、少し落胆もしました。

隣県ではありますけど、気候とか風土とかはやっぱり違うので。私の母が体調を崩したこともあって、仙台に戻りたいという気持ちもありました。自動車を走らせれば1時間ほどの距離なんですけど、私にとっては遠く感じました。

仙台にはたくさんのクリニックがあるとかいろいろな事情があったんだろうと思います。開業に適した土地が見つかって、開業することになりました。

10月に開業した時、長女が生まれてまだ数カ月でしたし、すぐに母を亡くしたことで落ち着かない日々が続きました。義理の母に事務などお願いできることはやってもらっていたんですが、私自身、まったく余裕がありませんでした。

開業してすぐの頃、彼には大変なことがたくさんあったと思いますけど、そちらに関わることはできませんでした。

彼は仕事上で起こったことを家庭で話すタイプではありません。おそらくうまくいかないことやトラブルもあったと思うんですけど、話題にあがることもなかったですし、私には話を聞く余裕がありませんでした。今はお互い、いろいろなことを話しますけどね。

妻から見ても尊敬できる存在

——生活が落ち着いたのは？

そのうちに次女が生まれたこともあって、慌ただしい日々が続きました。仙台でひとり暮らしをする私の父の体調が悪くなったこともあって、仙台に戻りたいと思うようになりました。そこで仙台に転居し、山形まで通勤してもらうようになりました。

車で1時間の通勤ですが、毎日のことなので、かなり大変そうでした。申し訳ないという気持ちでおりました。

その後、下の子が小学生になるタイミングでまた山形で住むことにしました。今はクリニックと自宅が近いので、お昼の時間に帰宅して食事をすることもあります。やっぱり、通勤に時間をかけなくていいというのがいいですね。家族と過ごす時間も増えました。

――歯科医師として、経営者としての苦労は？

私から見ても、尊敬できる存在だと思います。娘たちは、言葉にこそしませんけど、同じ気持ちでいるはずです。どんなに遅い時間に帰宅しても、翌朝は早く起きて、仕事や勉強をするような人。いつも患者さんのことを第一に考えるのが本当にすごいと感じています。仕事に対して真面目で、常に目標を掲げて有言実行する人ですね。

その分、家庭のことが後回しになるのは仕方がないとも思います。まだ子どもたちが幼い頃、日曜日ごとにセミナーを受けるために東京に行ったりするので、ストレスを溜めた私が「少し考えてほしい」と言ったことはあります。

でも、その時に勉強しないといけないことがありますからね。「勉強したいと言うんだから仕方がない」と思うようにしていました。

これまでに何度かぶつかったことはあります。でも、彼が目標に向かって頑張っているのを見ると、「応援しないと」という気持ちになります。

あまり詳しいことは口にしませんが、負のスパイラルに陥っている時には苦しそうにしていましたね。10年前くらいに扁桃腺を取る手術をした時、見舞いに来てくれるスタッフがいなくて、悲しそうにしていたことはあります。

そういうこともあって、スタッフとの関係をよくしようと考えたのかもしれません。まだ30代と若かったし、みなさんに対して厳しかったというのはあるでしょうね。いくつかのセミナーを受けた影響でしょうか、まわりの人に優しくなったような気がします。

娘たちも勉強熱心な父に尊敬の眼差し

――家庭での佐々木先生は？

今はもう子どもたちは成長して手がかからなくなりました。私も部活の送り迎えなどで忙しくはしていますけど、昔とは全然違います。日曜日も「どんどんいってらっしゃい」という感じですね。

いろいろな会議や会合に出るために、私も東京やいろいろなところに同行することが増えました。

最近、長女が父親の仕事に興味を持つようになりました。もしかしたら、歯科医師を目指すことになるかもしれません。高校2年生の終わりぐらいからそう言うようになりました。

小学6年生から中学2年生くらいまで反抗期で、父親と口を利かなかったり、キツい言い方をしたりすることもありましたが、次女も基本的はパパ好きで、いつも仲良しです。いつも勉強熱心な父親に、尊敬の眼差しを向けているようです。

――佐々木先生への要望は？

今後はもっとクリニックを拡大していきたいと言っています。3院目を仙台に出す計画があるので、それがうれしくて。仙台にも多くの歯科医院があるので心配は心配ですけど。

まだ50歳になったばかり。この仕事に引退はないのかもしれませんが、私としては、任せられるところは信頼できる人に任せて、沖縄みたいに暖かいところでふたりでのんびりしたいという夢があります。いつ実現するかはわかりませんけどね（笑）。

スタッフのみなさんは彼の体調を気遣ってくれています。でも、仕事とか勉強をやめてと言ってもやめる人ではないので……「時々は、まったく仕事のことを考えない日があってもいいんじゃない？」とは言うんですけどね。こればつかりは難しいかもしれませんね。

第3章　変化を恐れない

第2章の妻の証言の通り、長女が生まれるのと開業のタイミングが重なってしまいました。育児については妻任せ、おむつ替えも数えるほどしかしていません。

開業当初は毎日20時まで診察をしていたので、片づけや資料整理などを終えて帰宅できるのはその2、3時間後。父親失格と言われても仕方のない日々が続きました。

日曜日にはさまざまなセミナーを受けるために、東京に行ったり大阪に行ったり、全国を飛び回り、時には海外にも遠征しました。

土曜日の夜行バスに乗ってセミナーを受講し、日曜日の夜行バスで山形に帰り、月曜日の朝から診察をすることも珍しくはありませんでした。

時には妻の不満が爆発することもありましたし、友人のいない土地でのワンオペ育児は、本当に大変だったと思います。ギリギリのところで踏ん張ってくれた妻にはどれだけ感謝しても感謝し足りません。

それなのになぜ、私がそんな日々を送ったのか——歯科医師としての確かな技術を身につけるためです。

自分にはできないことがたくさんあるという、コンプレックスのようなものが私にはありました。

本当の意味で実力がなければ、患者さんに満足してもらえる治療ができないと思っていました。

患者さんに来ていただけなければ、自分が目指す世界基準の診療をすることができません。

オールマイティーな治療、どんな患者さんにでも対応できる技術を身につける必要がありました。

虫歯の治療はもちろん、歯列矯正もインプラントも。技術も器具も設備も、日々進化しているので、学ぶべきことがたくさんありました。

どのようにして学んだかについては第4章で詳しく述べます。

本章では、開業から現在までのクリニックの変遷について書いていきましょう。

スタッフとの心の距離が遠くなり……

私がタクヤデンタルクリニックを開いたのは2007年。今から18年前のことです。院長である私は当時、33歳。

山形県立中央病院での経験があるとはいえ、あくまで勤務医でした。幼い頃から歯科医師である父親の背中を見てきましたが、経営についてはまったくの初心者。チームを率いたこともありません。

銀行から開業資金を借り入れ、自分のクリニックを開いたところで、はじめからうまく回るはずはありません。開院当初から患者さんが多く来てくださったのは本当に喜ばしいことでしたが、それゆえにスタッフは多くの業務に忙殺されました。

はじめのスタッフは5人。開院から2カ月ほどで、ほぼ全員がいなくなりました。

ひとりは以前の職場で一緒に働いていた歯科衛生士のAさん。

もともと仲良しだったのですが、このクリニックでは経営者と歯科衛生士という立場になってしまいました。私はもちろん以前と同じとはいきません。時には厳しいことを指摘することもありました。

少しずつ心の距離が離れていき……気づけば修復できない状態になっていました。友人の歯科医院の院長には、「あるあるだね～」と言われます。

仲がよくて開業に合わせてついてきてくれた分、「こんなはずじゃなかった……」と思わせることがあったのかもしれません。

立場が変われば、急に言葉が通じなくなるということを学びました。

英語と日本語であれば、身振り手振りでなんとかなると思いますが、ドイツ語やロシア語では意思疎通が難しい。

ある日、出勤しても誰もあいさつをしてくれません。

私は何が起こっているのかわからず、戸惑うばかり。クリニックにはしら～っとした冷たい空気が流れていました。

言い方がキツかったとか、おかしな行動をしたという自覚があれば、謝ることも、修正することもできます。でも、何が何だかわからない。

知らないうちに、院長VSスタッフという構図ができあがっていました。

10月に開業して迎えた年末年始の休業期間、スタッフ全員が仕事をボイコットしてしまうんじゃないか、やめてしまうんじゃないかと思って気が気ではありませんでした。

年明けに出勤した時に、全員の靴を数えてほっと胸をなでおろしたことをよく覚えています。

あの時は本当に苦しかったですね。

反省点ばかりのチームづくり

ほかのクリニックで聞いたことですが、ひとつの不満が次の不満を呼んで、「みんなでやめよう」ということもよくあるそうです。

スタッフに徒党を組まれると、こちらは本当にツライ。

忙しい、休めない、お給料が安いというのが主な不満でしょうか。そこにスタッフ同士の人間関係の悪さ、院長の態度、口の利き方に対する不満が積みあがれば収拾がつかなくなります。

同じような悩みを持つ歯科医院の院長は全国に数え切れないほどいるはずです。

やっぱり、スタッフとのコミュニケーションは永遠の課題なのでしょう。

あいさつさえもしてくれないような状態であれば、こちらから何かを頼むのも、話しかけるのも気を遣います。そんな雰囲気では誰もが働きづらいし、患者さんもきっと居心地が悪いでしょう。

欠員が出たらすぐに募集をかけ、「いつから来れますか」という話になります。そんな状況では、クリニックもスタッフも不幸ですよね。採用をしっかりしないといい人材に巡り合うことはできません。

あの当時のチームづくりには反省点ばかりがあります。あんなことは絶対にやってはいけないと思っています。

いろいろと悩んだ末に、スタッフの中心的な存在だった衛生士・Aさんにお願いして、やめてもらうことにしました。

それから時が経ち、Aさんはフリーランスとしてうちのクリニックの仕事に関わってくれています。

ある時、再会する機会があり、「新人育成に手を貸してほしい」とお願いしたところ、快く引き受けてくれました。

今振り返ってみると、あの当時の私が至らなかったんだなと思います。再会したのは開業から10年近くが経ってからだったので、自分自身にも少し余裕ができてきたんでしょう。そういう声がけをさせてもらいました。「あの時はごめんね……」とは言えていませんが。

お母さんにとっての子どもの成長

限られたスタッフで運営する歯科医院では、なかなか有給休暇を取ることができないと言います。家族がいれば、学校や地域の行事もあるでしょう。「たまにはみんなでディズニーランドでも行こうか」という話にもなるはずです。でも、休暇をほしいとは言いづらいという現実があります。代わりの人員がいないと申し訳ないと思うからだそうです。

休暇を申請するにあたり、スタッフに引け目を感じさせてしまう状況が嫌で、適正人員より目標としてプラス30％以上の人員配置を推奨しています。

10人でできる仕事に対して13人以上、現場にスタッフを揃えるということです。

そうすることでまわりに遠慮することなく、正当な権利である休暇をとってもらい、現場ではお互い様という意識づけができます。

それに加えて、余力のある時に落ち着いてスタッフの教育をすることもできます。しかし、このことを推進するのには時間がかかりました。

働くことが美徳、24時間働けますよ！　みたいなスーパーなスタッフもいるので（ありがたいことですが……）、その癖を修正しながら進めていきました。

売上を上げることも大切です。

多くの患者さんに来てもらうのはうれしい。

それ以上に私は、スタッフにはフレッシュな気持ちで働いてほしいのです。旅行に行ったり、家族との時間を過ごしたりした上で、職場でまた頑張ってくれればと考えています。

これまで、スタッフが働きやすい環境や体制をつくるために、心を砕いてきたつもりです。

「子どもの授業参観に行きたいので、午後からお休みしてもいいですか」というのも大歓迎です。

子どもからすれば、授業参観にお父さんやお母さんが来てくれるとうれしいじゃないですか。

大事な人や特にお子さんとの、二度と戻らない人生の1ページを大事にしてほしいと思います。

歯科医院に求められるコンセプト

たとえば私の父が若かった頃、まだ歯科医院は少なかった。だから、そこに歯科医院があるだけで患者さんが集まるという時代がありました。

治療方法は昔のままで、設備や建物が古くなっても、あまり問題になりませんでした。

しかし今、日本全国に歯科医院は6万8000軒あるそうです。

コンビニエンスストアの数は約5万8000軒なので、生活必需品を扱うコンビニよりも多い計算になります。そのすべてがライバルと言えばライバルです。

だから、歯科医院としても、コンセプトや建物の外観、香り、音楽、雰囲気などが大事だと考えています。

私の友人が経営するクリニックでは、外観や内装にものすごく凝ったところが目立ちます。そういう部分に気を配らなければ、これからの歯科医院経営は通用しないと私も思います。

しかし、建物や内装や椅子がいくらオシャレでも、働いているスタッフが不機嫌だったり、仏頂面だったりしたら、患者さんはいい気持ちがしませんよね。サービス業の側面もあるので、スタッフの体調や心理状態も気になります。

投資も必要だし、企業努力もしなければいけない。そんな時代になっています。

だから、経営を学ぶことは本当に大事だし、投資を怠り、企業努力をやめてしまえば終わり、くらいに深刻に考えています。

医師免許があるだけでは、患者さんは来てくれませんから。

『びっくりドンキー』でごちそうできる喜び

2007年にタクヤデンタルクリニックを開き、2015年に分院であるティーズデンタルオフィスを開設しました。スタートした時に5人しかいなかったスタッフは60人を超えてきました。

はじめのうちは歯科医師として、経営者として認められたいという欲求があったことは否定しません。「まわりの人に憧れられるような存在になりたい」気持ちはありました。

開業する時は年収○千万円以上という目標を掲げましたが、個人的な収入はもうどうでもいい。むしろ、スタッフの待遇を上げるためにどうすればいいのかを考えています。利益が出たならば、もっとスタッフに還元したいという気持ちが強くなっています。

開業当時は、スタッフをつれて『びっくりドンキー』に行って、「何でも食べてよ」とスタッフに言えることだけでうれしかった。レギュラーハンバーグのLが1000円くらいだったでしょうか。ごちそうができる喜びに浸ったことがありました。

金額的には大きなものではありませんが、そういうことができるようになったという感慨もありました。なんせ、30歳の時点で貯金が40万円しかない男でしたから。

今は、食事ではなくて、お給料やその他の待遇で、スタッフの労に応えたいという気持ちでいっぱいです。現在のスタッフにキャリアアップしてほしいという気持ちがあります。

スタッフのキャリアアップのために

たとえば、トリートメントコーディネーターという資格があります。

当院では医院と患者さんとの架け橋となっていただくという位置付けです。

患者さんの悩みをしっかり聞き、歯科医師と治療計画などを情報共有し、その方にとって最適な医療を受けるための情報を伝えてくれます。このような部門を設ける理由は、歯科医師と患者さんではどうしても質問しづらいという声が多かったからです。

また、助手の方に役割をもっていただくことでキャリアにつながります。国家試験を通った歯科衛生士、スケーリングや歯石取りができる人は実際に点数が付くので、お給料はよくなります。歯科助手の人はなかなか上がりにくいのですが、TCを取れば上がっていきます。なかには、年収が大幅にアップした人がいます。

お給料が上がる喜びは当然感じているはずですが、それ以上にステップアップすることの楽しさを覚えてくれればいいと考えています。成人してから自分が成長したことを実感できることはあまりありませんから。

そういう意味で、あの大変だったコロナ禍が逆にチャンスになりました。前の章でも触れたように、コロナ禍で診療時間を大幅に短縮しました。

勉強する精神的、時間的余裕が生まれましたし、オンラインセミナーが当たり前になったことで、地方にいながらにして受講できる環境が用意されました。それまでなかなかできなかったことが可能になったのです。

「忙しい、休めない」から脱却できたことで、スタッフにも気持ちの余裕が生まれたんじゃないでしょうか。患者さんと接するなかで、時にはストレスを感じることがあったかもしれないけど、それも軽減できたはずです。

コロナ禍だったから時間短縮、休暇促進に振り切れましたし、スタッフはキャリアアップにつながる勉強を始めることができたはずです。

夕方の5時にクリニックを閉めて、6時くらいに帰れば、家族と食卓を囲むこともできますし、(ほんの少しの時間かもしれませんが) 勉強に割けるようになったんじゃないでしょうか。

スタッフを前に「こう変えようと思うんだけど」と言うと、みんなは戸惑い、反対されることも多かった。営業時間についてもそう、有給休暇の件もそうです。

しかし、実際に思い切ってやった結果、いい方向に進めば、働きやすくなり、クリニックの雰囲気もよくなって、患者さんに喜んでいただけるようになりました。

「変化を恐れてはいけない」

そう口にしてしまうと、とても偉そうに感じてしまいますが、「昨日と同じ」では進歩がないと考えます。「変える」ことで一歩前に進めるのならば、思い切ってやればいい。

私はそう思っています。

学ぶ姿勢、学ぶ力を見せたい

私はどんな歯科医師を目指しているのか――これまでのプロセスも含めて、次章で詳しく述べます。

本章の最後に、経営者としてのマネジメントに関する考え方について述べましょう。

私は基本的に、週7日のうち6日間は歯科医師として診療・治療を行っています。経営を学ぶという観点で言えば、なかなか時間が取れません。残りの1日をほぼセミナーにあてていて、それは歯科医師としてのものであったり、経営者向けのものであったりします。

ふたつめのクリニックを開いたり、スタッフが増えたりするうちに、私は経営、マネジメントに専念したほうがいいんじゃないかと考えたこともあります。外部の人と会う機会も、スタッフと面談する時間も必要です。でも、1日は24時間しかありませんし、私の体はひとつしかありません。

50歳という年齢が近づいた時に、治療の現場から離れるという選択肢もありましたが、それをしてしまうと医師たちがついてこないんじゃないかと思いました。

私自身、患者さんの治療をしたい、守っていきたいという強い気持ちがありますし、歯科医師としてもっと技術を身につけられるし、成長できるだろうという想いもありました。

歯科医師として、学びながら成長する姿を医師たちに見せたいとも思いました。

体力的なことなどで、いずれは経営に専念することがあるかもしれません。私たちの法人を選んでくれた医師たちは私の姿勢に共感して、勉強したくて集まってくれた人たちです。学ぶ姿勢、学ぶ力を見せていきたいと考えています。

生涯現役で学び続ける

経営セミナーに出ることも多いし、経営者として学ぶこともたくさんあります。歯科医院として生き残り戦略も考えていかなければいけません。

「これからますます忙しくなるなあ」と思っている今日この頃です。

私には「経営のことがわかっていない」というコンプレックスがあります。

圧倒的に歯科医師としての比重が高いので、それはなかなか払拭するのが難しい。だから、体力的には厳しくても、全国を飛び回っているのです。

いろいろな場所で、同じ歯科医院を経営する医師に会います。私よりも高齢でも、エネルギッシュでパワフルな方がたくさんおられます。そういう方と接するたびに、「自分はまだまだだな」「もっと頑張らないと」という刺激をもらっています。

スタッフには「体調は大丈夫ですか」と気遣ってもらうのですが、適度に休養を取りつつ、抱えられるものを全部持ったままで走り続けていこうと思っています。

そういう覚悟が最近になって固まりました。

ずっと一緒に働いてくれている分院長が以前、経営セミナーを受けた時に「このクリニックで一生を終えます」と宣言するのを聞きました。分院長は私よりも少しだけ年上なので、60歳の大台はそんなに先ではありません。

その時は「その年齢まで働いてくれるのならありがたい」と思っていたのですが、最近、彼女は「生涯現役で！」と言い始めました。経営者としては、ますます、責任重大です（笑）。そのためには私も生涯現役でやり続けないといけない。

一緒に働く人がそういう気持ちでいるのを聞くと、力が湧きあがってくるのです。

忘れられない患者さんの言葉

本章の最後に、特に印象に残っている患者さんについて書きます。

私が山形に来てから10年以上が過ぎ、独立開業してから数年経った頃のこと。ある日、Iさんが来院されました。

その方の病名は舌がん。私が東北大学で研修医だった頃に担当させていただいた患者さんでした。

十数年ぶりに会いに来てくれて驚きました。高齢にもかかわらず、県をまたいで自分で車を運転して来院してくださったことがうれしかったのです。その反面、「どうしてそこまでしてくださったのかな?」という想いもありました。

ひとしきり、近況を話し合ったあと、再会を誓い、ほかの患者さんの診療に戻りました。

あとでスタッフからIさんの来院の理由を聞きました。

十数年前、Iさんの抗がん剤治療が始まる前日に私が病室に来て、こう言ったそうです。

「明日の朝から抗がん剤が始まります。口の中が荒れ、食欲もなくなるかもしれないし、食べたくても口の中や喉が痛くて食べれないかもしれません。病院食だけでは精神的にも参ってしまうかもしれないから、痛みを緩和する冷たい氷や糖分が入ったアイスなどは自分が買ってくるから遠慮なく言ってほしい」

私にはあまり記憶がありません。

通院経験の多いIさんでしたが、ほかの病院でそんなことを言われたことはなかったそうです。そのために、私の言葉に感動してくれたのだとうちのスタッフから聞きました。

当時のことを思い返してみました。

私はまだ経験が少なくて、患者さんに対して何もしてあげられないという自覚がありました。だから、せめて気持ちを和らげてあげたい、対症療法レベルでも痛みを軽減してあげたいと思って必死だったんでしょう。

十数年の時を経て、Iさんからのフィードバックをもらって、私は初心が大事だと思いました。

たとえ実力が不足していても、患者さんのために何ができるのか?

長い年月が過ぎ、医師やスタッフを指導する立場になっても初心を大事にしていきたいと改めて思いました。

今でも、Iさんに感謝しています。

分院長　歯科医師　野川世理子インタビュー

歯科医師としての、治療ではない別分野の成功体験を初めて知った

——経歴、肩書を教えてください。

現在、タクヤデンタルクリニックで分院長をしております。それまでも山形市内の開業医で勤務していました。1年ほどリフレッシュしながら、職場環境を変えたい、新しい自分を見つけたいと思っていたところ、理事長にお会いしました。出身大学も職場も違いますし、特に強いつながりがあったわけではありません。ご縁としか言えませんね。

ある歯科イベントに出席した時に理事長にお会いし、開業からのお手伝いにつながりました。それが2007年のことです。本当によいご縁をいただいたと今でも思っています。

――佐々木先生の印象は？

本当にエネルギッシュで、まだ30年代前半なのに非常にしっかりしているという印象でした。ものすごく若くて、技術を持っている佐々木先生なら、いいクリニックをつくられるんだろうなと思いました。

理事長は山形県立中央病院で勤務をされていたこともあり、地元の患者さんも開業当時からたくさんいました。新しい職場で働く私もオープニングメンバーであったスタッフもとても安心できました。

患者さんがいなくて困る……ということは開院当初からまったくありませんでした。

これはすごいことだと今も思っています。

――開業当時の歯科医師としての役割は？

理事長には山形県立病院で口腔外科のスペシャリストとしての経験が、私には10年以上の一般歯科の経験がありました。

開業当時は知識や技術をお互いに補いながら、いいバランスでお仕事ができたと思います。勤務医として、とてもやりがいがありました。

最初から信頼されているように感じられてうれしかったです。

ここまで15年以上一緒にお仕事できているのは、この時のやりがいや信頼感が根底にあるかからだと思います。


――ほかにうれしかったことはありますか？

この彩優会に入社するまでは「勤務医は与えられた診療をするもの」と考えていました。診療効率や、接遇、経営についてはあまり意見を求められないだろうと思っていました。そのことに特に不満もありませんでした。

そんななか、勤務して2年後に「経営系のセミナーに一緒に行こう！」と理事長に声をかけていただき、本当に驚きました。私に「一緒に医院づくりをしたい」と思われていているのだと感激したのを覚えています。

それまでもやりがいはありましたが、さらにギアが上がりました。セミナーに参加し、医院での意見を活発化させたところ、数カ月後に副院長の打診をいただきました。

歯科医師としての治療ではない、別分野の成功体験を初めて知った瞬間でした。その道が続き、今は分院長を任せていただいています。

理事長が考えていたチーム医療に加えていただけて人生が変わりました。私の人生の大きなターニングポイントのひとつです。

本当に感謝しています。

歯科医師は何でもできないといけない

――クリニックとしての成長は?

歯科医院はこの数十年で驚くほど変化、進化を続けています。彩優会ではどんどん設備が新しくなりますし、勤務医の技術もブラッシュアップしています現在は、理事長の方針のもと、山形県だけでなく日本でも最先端の医療をご提供できているという自負があります。

この状態を続けるためには、理事長だけでなく、われわれ勤務医、そしてスタッフ職員ひとりひとりのスキルアップが大切です。

そのことをいつも肝に銘じて、みんなで取り組んできました。その結果が今の医院の成長につながっているのは間違いありません。

勤務医も、歯科医師は何でもできないといけない――理事長の考え方があります。その立場に到達するのに苦労した時もありますが、技術を身につけることが強みになります。当たり前だけど、とても大切なことを教えていただきました。

――歯科医師として求められることは？

私たちのクリニックで勤める歯科医師、全員が同じ診療内容を提供できるようにしようという理事長のお考えがあります。A先生にできることがB先生にはできないというのでは患者さんがお困りになります。そのため、要求レベルは高いと思います。

勤務医にとっては挑戦できる環境ですし、力がつくことは間違いありません。そんななかで、理事長の考え方をほかの医師に伝えるのは私の役割だと考えています。

若手医師の育成について、心を砕いています。みなさん、勉強熱心で仕事に対する情熱も持っているので、心配はありませんが、彩優会の勤務医の基準をいつも明確にしていきたいと考えています。

――医師としてのご自身のキャリアプランは?

私は理事長と一緒に働くことでいろいろなことに感銘を受けてきました。最後までここで勤めさせてほしいと理事長には言っています。できることなら生涯現役!　を実現できたらと勝手に思っています。

理事長は医師として確かな技術を持ち、なおかつ経営のできる方です。まだまだ勉強になることがたくさんあると思っていますから、これからもいろいろ教えていただきたいと心から希望しています。

――若い医師とのコミュニケーションは？

理事長は自分に厳しい分、ほかの医師にも指導が厳しいことは間違いありません。「医師とはこうあるべき」というものをしっかりと持っています。そういう話をすることが私の指標にも肥やしにもなっています。しかし、厳しいだけではついていけないこともおわかりであるとも感じます。

新人医師と一緒にセミナーに参加され、一緒に学び、一緒においしいものを食べ、一緒に遊び……とにかく愛情深く接していらっしゃいます。本当に頭が下がる想いです。なかなかできることではありません。

そういう部分が、みんなの働きやすさにつながっているものと感じます。

今ではスタッフの人数も増えて、マネジメントの部分では大変なことが増えています。そんななかで勤務医だけでなく従業員全員の幸せを一番に考えてもらっていると考えています。

決断するスピードの速さに驚かされる

――クリニックとしての環境の変化は？

平日の診療時間の終わりを17時にすること、日曜日と祝日をお休みにする時には、いろいろな議論をしました。経営の部分を考えれば勇気がいったと思いますが、患者さんの数はあまり変わらず、スタッフは格段に働きやすくなって、離職率も下がりました。

理事長の近くにいて驚くのは、新しいことを決断するスピードの速さ。思い切りがよすぎて、「大丈夫ですか?」と心配になることもあります。気持ちがいいくらいにスパッと決断をされます。

あまりのスピードに驚くこともしばしばでしたが、決断をするための確かな根拠があり、慎重に考えた末のことだとしばらく経ってから気づくことが多いですね。

私も自分自身、今では勉強好きだと自負していますが、理事長には全然かないません。情報量もすごいし、分析力も高い。日曜日に東京などでセミナーに出席したあとに、新しい知識をフィードバックしてもらうのを楽しみにしています。

やりたいことをやる、知りたいことを知ろうとするというところが本当に素晴らしいと感じています。寸暇を惜しまず、本当にいろいろなことにチャレンジされています。

理事長が「やろう」と決めたことをサポートするのが私の役割だと考えています。


——ご自身が変わったところは？

私はもともと勉強好きだけど、何か特別な目標がある人間ではありませんでした。お金にもあまりこだわりはありませんし、歯科医師としてのんびり仕事を続けられればという感じでした。

でも、理事長と一緒に働くようになってから、考え方や仕事に対する取り組み方が大きく変わりました。自分で何かをつくりだすこと、発信することの楽しさを知りました。

理事長と一緒にセミナーや経営の勉強に行くようになってから、副院長、分院長へとポジションが変わりました。以前であれば、私がそういう役割をすることは考えられませんでした。

もっと若くてエネルギッシュな医師のほうがクリニックにとっていいのでは？　と思った時期もありました。

自分が気づかなかった可能性を見出だしてくださったことで、今の自分があります。

何度も言いますが、私の人生は大きく変わりました。収入ももちろん増えましたが、何倍ものやりがいを持てました。

「チャンスの前髪」という言葉があります。私はこの彩優会で何度もこの「チャンスの前髪」の場面になり、つかむことができたと思っています。

それも理事長の指導をはじめとしたたくさんの出会いによるものだと確信しています。人は出会う人や環境でいつからでも変われるのだとも心から実感できています。

技術を若い医師に伝授してほしい

――理事長への要望は？


理事長と私の性格はもともと正反対だと思います。簡単に言えば「静」と「動」ではないでしょうか。理事長は性格の違う私のことを理解して、いい方向に導いてくれました。

考えるばかりで身動きの取れなかった私は、理事長の行動を見ながら必死についていくうちに変わることができているのだと思います。

理事長はよく「生涯学び続ける」と言っていますが、なかなかできることではありません。その姿勢に尊敬し、感服します。

情報を交換し合える仲間が全国にたくさんいることも、今の法人をつくる原動力だろうと思います。理事長がそうして得る有益な情報をクリニックの中で共有することを今後も続けていきつつ、またこれからは一緒に新たな情報をつかみにいきたいとも希望しています。

理事長に対して要望があるとすれば、スタッフと触れ合う機会をもっとつくってほしいということでしょうか。

組織が大きくなるにつれてスタッフは増えています。理事長の人となりとか性格とか考えをみんなが直接知るチャンスがもっとあればいいなと思います。

あとは、お酒や美味しいものが好きな方なので、飲みすぎ・食べ過ぎにはご注意を。

お身体を大切に！　といつも心配しています。

最後にもうひとつ。理事長の技術を若い医師に伝授してほしい。そして1日でも長くご一緒に働かせていただけたらと心から願っています。

今回このような証言の場に出会えて光栄でした。

チーフマネージャー　中嶌玲奈インタビュー

時代の流れやトレンドに対してアンテナを立て「いい」と思うことをすぐに取り入れる

——これまでの経歴、現在の担当を教えてください。

私はチーフマネージャーで、歯科衛生士をしています。

私は高校卒業後に歯科アシスタントの専門学校に進み、ほかの歯科医院で働いておりました。実際に歯科助手として働いてみて、歯科衛生士に憧れるようになり、また専門技術や知識を増やしたいという思いで歯科衛生士専門学校に入学し、卒後こちらでお世話になりました。

歯科専門学校時代に山形県立中央病院にて実習させていただき、そこで佐々木先生が勤務されていました。それが理事長との出会いでした。ちょうどクリニックを開業するための準備をされている頃でした。

理事長の上司にあたる先生の推薦もあり、タクヤデンタルクリニックで勤めることになりました。もし山形県立中央病院に実習に行かなければ、今頃は別の歯科医院で働いていたかもしれません。

——クリニック開業時の苦労は？

私が入社したのは開院半年が経った頃ですが、ほぼオープニングスタッフとして経験を積めることはなかなかありません。自分たちで新しいクリニックをつくりあげることにやりがいを感じていました。

しかし、正直、はじめは戸惑うことばかりでした。特に、理事長の理想や、志がものすごく高いところにあったので、それについていくことがとても大変でした。むしろ付いていけていなかったと思います。

今振り返ると、理事長が掲げるビジョンを私たちスタッフはしっかり見ることができなかったという反省があります。目の前の現実とのギャップがありすぎて、理事長の考えや言葉が理解できなかったのだと思います。

当時は日曜日も診療をしていましたし、診療時間も朝の10時から夜の8時まで。

ありがたいことにたくさんの患者さんに来ていただき、診療室を走り回っていました。何度も理事長に「走らないで!!」と注意をいただきましたが、走らないと到底すべて間に合わないくらい忙しい日々でした。

お陰で足音を立てずに走る技術を身につけました。

スタッフには2時間のお昼休憩がありましたが、出勤は9時で退勤が夜の9時という時期もありました。

やりがいを感じていたのは事実ですが、体力的には厳しく、そのような勤務状態で週末に休みが取れないこともあり、新しいスタッフが長く続かず、欠員が出たら、他のスタッフにしわ寄せがいき、その人たちがさらにキツくなる。そういった悪循環が続いていた時期もありました。

なかなか解決策が見つからない……

――オープンからの数年は本当に厳しかったんですね。

そうですね。はじめの3年くらいは6人のスタッフで回していました。年末年始、お盆以外は診療していましたので、シフトでスタッフを回すとパートの人が夕方の5時くらいに退社して、先生がひとり、受付がひとり、歯科衛生士がひとりで患者さんに対応するということも。

どうしても人手が足りなくて、理事長が洗いものをするということさえありました。

はじめの5年くらいは、理事長が考える理想と現実とがなかなか合致していなかったと思います。理事長は私たちにきちんと向き合ってくださるので対話自体はありましたが、なかなか解決策が見つからないという感じでした。

六畳くらいのスタッフルームで理事長も一緒にみんなで食事をしていたということもあり、和気あいあいとした雰囲気ではあったのですが、実際のところ溝はあったんだと思います。

人員問題だけでなく、日曜日は理事長がセミナーなどに参加するために不在であることも多かったので、「一番忙しい日曜日に私たちスタッフがこんなに働いているのに……理事長が一緒に診察してくれればもっとスムーズに進むのに……」と不満を抱えたこともありました。

また、理事長がセミナーに出席することで新しい技術や、最新の機材が導入されることも多く、私たちは日常のことで精一杯で、ついていけずにスタッフが去っていったこともあります。

今では、理事長が医院の発展のため、学びを続けてくださることで法人がよりよくなっていくことは十分理解しています。

本当に柔軟な考えをされる方

――オープン当初、佐々木先生とのコミュニケーションはどうでしたか?

基本的にトップダウン型のコミュニケーションでした。理事長が考えていることを語り、スタッフがそれを実現できるように動くという感じでした。ディスカッションの時間も多く取ってもらいましたが、意見をぶつけあうという形にはなりませんでした。理事長が決めたことをどうやって進めていこうかと常にスタッフで考えていました。

たとえば、育児中のママさんはどうしても赤ちゃん中心の生活になっていて、自分のことが後回しになってしまう。そういうママさんのために「マザーズデイ」という託児サービスの設置や子どもたちに向けて「キッザニア」のような職場体験イベントも行いました。

理事長は常に患者さんのことを第一に考えて、具体的なアイディアを出してくださります。私が今まで出会った歯科医師とは違う視点を持った方です。それだけに、スタッフには苦労もありましたが……。

ほかにも、季節のイベントなども多く行ってきました。母の日に来てくださった患者さんにカーネーションをプレゼントしたこともあります。「お母さんのいない家庭もあるので……」という意見が出た時には、「お母さんに渡すものだという概念を捨てればいいんじゃない？　自分の大切な人に渡してもらえば」というのが理事長の考えでした。本当に柔軟な考えをされる方だなと改めて思いました。

その日の患者さんが再診で来られた時に「あのカーネーション、仏壇に飾らせてもらったよ」といううれしいお言葉を頂戴したこともあります。そのカーネーションイベントは、今も続いています。ラッピングの中には「大切な人へお送りください」というメッセージ付きで。

――スタッフの意見を素直に聞ける経営者は少ないのでは？

そうかもしれませんね。開院当初の数年間は、先ほど述べたように理事長の指示に従って動くような感じでした。スタッフの人数が少ない間は、そのやり方が有効だったのかもしれません。

スタッフの想いを汲んでくれるように

――佐々木先生が「昔とは変わった」とおっしゃってますが、どのあたりが変わりましたか?

私たちスタッフから見て理事長が変わったなと思ったのは、タクヤデンタルクリニックの開院から5年目くらいだと思います。もともと家族思いで、スタッフを大事にしてくださる方でしたが、いろいろな学びに触れ、その想いが強くなったのだと感じています。

ただ優しくなったというのではなく、信念などの芯の部分はそのままで、スタッフの話をよく聞いてくれる、想いを汲んでくれるようになりました。

信念と同様に変わらないのは、時代の流れやトレンドに対してアンテナを常に立てているところ。「いい」と思うことをすぐにキャッチして、即取り入れるところです。

その頃に大きく変化したのは、理事長と私たちとの関係性だと思います。スタッフも理事長と同じセミナーを受ける機会が増えてから、お互いの理解度が上がったと思います。それが実際の仕事に活きていると感じます。

理事長との接点が増えてコミュニケーションが濃くなったことで、理事長が目指すビジョンも見えてくるようになりました。毎日、忙しくはあったのですが、理事長のビジョンに近づけばいいんだと思えるようになって、スタッフも変わっていきました。

私たちが目指すところ、やるべきことが明確になりました。

個人的にはスタッフマネジメントなど任せてもらうことも多くなり、信頼してもいただけているなと感じることも多くなりました。

時にはご指導をいただくこともありますし、院長と意見が異なることもあります。そんな時でも、ディスカッションができるようになったということを、とてもありがたく感じています。

みんなが共通の言語で話ができる

――理事長と同じ景色が見られるようになった？

そうですね。それまで私たちスタッフは、自分たちの目の前しか見えていませんでした。でも、理事長は診察・治療を行いながらクリニックを経営、チームをマネジメントしなければならない。「経営とは……」「マネジメントに必要なものは……」と少しずつ教えてもらうことで理解できることが増えていきました。

理事長とスタッフが同じ景色を見て、共通の言語で話ができるようになってから、クリニック全体が大きく変わりました。そうなるまでに時間がかかるのは仕方がないことだったのだと思います。

スタッフに経営者の目線を持つ人はいませんが、理事長は私たちに、丁寧に根気強く、いろいろなことを教えてくれました。

そうすることで、理事長の苦労の一端が見えるようになりましたし、「私たちが支えなければ」という気持ちも強くなりました。

所属の年数もそうですが、いつの間にかスタッフの中では上のほうの年齢になってきたこともあって、自分の役割を強く意識するようになっています。

——中嶌さんの役割も変わってきましたか?

20代、30代の若いスタッフもたくさんいます。そういう世代の人にはそれぞれ悩みや不安があるので、理事長とみんなの間に入って、双方の意見や考え方をすり合わせ、ずれがあれば修正するようにしています。理事長に直接言えないこともたくさんありますから。

理事長が多忙だということもありますし、クリニックが二院ありますので、直接的なコミュニケーションが取りにくい状況で、私の役割はより重要になっていくだろうと考えています。

――ご自身のキャリアプランは？

私がこの仕事に就いた時、一生働きたいとは正直考えていませんでした。開院初期のスタッフでいまだに残っているのは私だけです。ほかの人たちと同様に、「結婚したらやめるのかな？」と思っていました。

勤務時間が長くて、日曜日も出勤の勤務体系のままであれば、続けられたかどうかわかりません。今は、平日は17時まで、日曜日も祝日も休みになりました。産休、育休もしっかりと取れます。私自身、2度産休、育休をもらって、復帰して現在に至っています。とてもありがたく、理事長に感謝しています。

――理事長への要望はありますか？

仕事にやりがいと誇りをもって働くことのできる環境にいられることに感謝しています。理事長は多忙ですので、理事長にしかできないことに集中できるように、安心して任せていただけるように精進いたします。
また、まわりを大切にするがあまり、自分のことがおろそかにならないようお身体には十分お気をつけください。これからもよろしくお願いします。

青山智絵インタビュー

時代を読み解く力がありそのための情報収集を欠かさない

——こちらで働く前はどんなお仕事を?

ブライダル関係の会社に勤めておりました。ブライダルコーディネーターとして、衣装のフィッティングや婚礼準備に従事しておりました。
30歳になる前に転職を考えるようになりました。このままブライダルの仕事を続けていけるのだろうかという不安があったからです。基本的に土曜日、日曜日、祝日には休むことができません。自分が家庭を持ったらどうなるんだろう……と不安に思うようになりました。

もともと、医療系の仕事に興味を持っていましたし、ホームページを見て従来の歯科医院らしくない部分に惹かれました。また、仲のよさそうな雰囲気や同年代のスタッフが多いということも決め手でした。

当時の私は独身でしたが、ライフプランを考えた時に経験を積みスキルを身に着けたい、新しいことにチャレンジしたいと考え応募しました。

入職してから、もう12年が経ちます。

——初めての仕事に戸惑いはありませんでしたか？

実際に働いてみて思ったことは「歯科医院の受付ってこんなにも大変なんだ……」ですね。私がイメージしていた医療事務とは正反対で、覚えるべきことやるべきことが驚くほどあり、面食らいました。

医療事務の受付で大事なのは接遇やマナー、笑顔だと思っていた私は大きな衝撃を受けました。

毎日目の前でいろいろなことが起こるなか、確かな知識を身につけ、人間力を高めるために必死で先輩にくらいついていたことを覚えています。

それまで働いていたブライダルの現場も臨機応変な動きを求められることが多々ありましたが、それを超える対応力が求められたように思います。

――30代の頃の佐々木先生の印象は？

印象的だったのは理事長の目力（めぢから）です。就職試験の面接時、とても目力の強い、エネルギッシュな先生だと思いました。

強いエネルギーを放ち信念を持って、治療だけではなく経営やマネジメントにも真摯に向き合う姿が12年前と変わらないところを尊敬しています。

以前は、スタッフを寄せ付けない雰囲気がありましたし、どちらかというと「職人」という表現がしっくりきたかもしれません。院内の雰囲気がその日の機嫌で左右されることもしばしばありました。

当然、スタッフから気軽に声をかけられる関係性ではなく、聞かれたことに答える、指示されたことに対応するという、一方通行のコミュニケーションでした。

ひとりひとりのいいところを活かそう

——現在の佐々木先生は？

家族とスタッフを大切に考えていることをダイレクトに伝えてくださいます。

勤務歴の長いスタッフは変化していく先生を素直に信じられず、戸惑った時期がありました。理事長が頻繁に日本中、時には海外に行き、医療技術だけでなく経営やマネジメントを学んでいることもみんな知っていましたが、みるみる変わっていく姿を不思議な気持ちで眺める時期が確かにありました。

——具体的には何が変わりましたか?

以前は、「自分が求めることはみんな同じくできて当たり前」だと考えていたように感じていました。理事長は自分に厳しい分、私たちスタッフにも厳しいことを求めているように思います。

そこの部分が一番変わったのかもしれません。どうしても人には得手不得手、得意なことがあれば苦手なこともあります。理事長は「ひとりひとりのいいところを活かしてあげよう」と考えてくれています。

いつも挑戦の機会をつくり、絶対に手を離さずに個人の成長をサポートしてくださいます。減点ではなく加点方式で評価してくださるところも挑戦しやすい理由のひとつですね。

——どういう場面でそう感じましたか?

定期的に学びの成果を共有してもらえるようになったことで、理事長とスタッフの距離は近くなっていきました。

セミナーでスタッフの思いを知り、それを実現するために学びの機会を用意してくださったり、プロジェクトチームへの加入を後押ししてくださったりしています。

失敗しても絶対に手を離さず挑戦の機会を与えてくださるため、勇気をもって新しいことに取り組むことができ、それにより院内での居場所を見つけることができたスタッフが大勢います。

理事長からの熱い想い、そして期待に応えたいという一心で努力を重ね、今では理事長の右腕となり、外科や矯正のスペシャリストとして活躍し、医院で唯一無二の存在になり後輩の憧れの的になっています。

また、セミナーの中で仕事だけではなくプライベートを大切にするために具体的な目標設定をする機会もあり、達成できているのは先生がそういった時間を与えてくださっているからだと感謝しています。

スタッフあっての組織という考え方

――お給料その他の待遇面はいかがでしょうか？

山形県ではなかなかない給与水準ではないでしょうか。資格を取得した人であればそれに応じて昇給しています。

勤務時間や日曜祝日休みは、特に子育て世代にはありがたく思っています。有給休暇の取得率も高く、プライベートを大切にできる環境です。

プロバスケットボールチーム、山形ワイヴァンズのスポンサーにもなっているため、選手を間近に試合観戦できることも楽しみになっています。

――組織として大きくなったからこそ実現できた待遇改善だと思いますが、その分大変になったことは？

スタッフの人数が増えたことでマネジメントの難しさは感じています。ひとりの人間が全員を見ることには限界がありますね。でも、若手の幹部スタッフの活躍により、しっかりと見守る体制ができつつあります。

女性の多い職場ですが、仕事のことだけはなく、育児や子育て、介護などそれぞれにさまざまな事情があります。そういう部分を踏まえつつ、人間関係を築く努力をしています。

個人経営であればスタッフに還元するのをためらうことがあることがあるかもしれませんが、理事長はそんなふうには考えていないと思います。経営者として、「スタッフあっての組織」という考え方を徹底されています。

——職人として技術を追求するだけでは、なかなかできることではありませんね。

理事長はよく「○○する」と目標を口にするのですが、常に有言実行です。「それは非現実的なのでは?」と感じることもありましたが、ほとんどのことが形になっています。

時代を読み解く力があり、そのための情報収集を欠かさないことが成功につながっているのだと思います。

——佐々木先生への要望はありますか？

医者の不養生という言葉がありますが、自分のことを後回しにされる方なので、健康に留意していただきたいというのが一番です。

理事長はいつも先へ先へと突き進んでいくので、私たちも走り続けます。スタッフの待遇がよくなるのは喜ばしいことですが、組織が大きくなることで理事長の言葉が若いスタッフに届かなくなるようでは困ります。

理事長が不在でも私たちでスタッフ間の意思疎通、意識の共有をはかっていきたいと考えています。

「当たり前」だと思っていることをしっかりと言葉にして伝えて、院内での共通言語を増やしたいですね。

理事長の考え方、組織としての伝統を伝えることの重要性を感じています。

考えや行動の意図を汲み取り、理解して、スタッフにわかりやすく伝えることが私たちの役割だと考えています。

第4章　継続は力なり

本章では、私がどんな歯科医師を目指しているのか――これまでどのような意識を持ち、技術を身につけてきたのか、そのプロセスも含めて書いていきましょう。

医科であれば、内科、外科、整形外科、眼科、産婦人科、小児科など、専門があります。歯科の場合も、大学では分かれているのですが、クリニックを開いたら「私の専門ではないので……」とは言えません。

独立すれば、全部をしなければいけなくなります。

ざっと挙げてみると、小児歯科、矯正、口腔外科、予防歯科、歯周病、義歯やブリッジ……など専門がありますが、手術が必要な重篤な患者さん以外は対象になります。

それぞれ奥が深く、技術を身につけるためには相応の時間と労力がかかります。

もしひとりで開業して、そのクリニックに自分以外の歯科医師がいなければ、保険適用の治療のすべてが守備範囲になります。バスケットボールで言えば、ポイントガードやシューティングガード、スモールフォワード、パワーフォワード、センターのポジションをこなさなければいけません。

想像以上に大変なことです。

私は大学院に4年もいましたし、山形県立中央病院で2年半勤めましたけど、そこでの経験を活かす機会はあまりありません。口腔外科での手術とか、大学院での研究が自分のクリニックでは役に立たないということがすぐにわかりました。もちろん、それらが自分の強みになってはいるんですが、武器を使う機会がほとんどないのです。

全体を100とすると、3か5か。そんな比率ですね。それ以外の治療のほうがはるかにたくさんあります。手術が必要な患者さんが来られることのほうが稀ですから。

入院が必要なほどの患者さんであれば、入院の設備がないので対応することができません。そうなると、山形県立中央病院の元上司にお願いするしかない。

強烈なコンプレックスを感じて

このままでは大変なことになる……。

私は意を決して、アメリカで学んだ日本でトップの先生のセミナーを受けました。すると、初日から、何を言われているのか、まったく理解できない……という状況に陥り、ものすごく焦りました。

まず用語の意味がわからない。大学院まで出ているのに、臨床とこんなにかけ離れているのかと愕然としました。

そこで強烈なコンプレックスを感じました。

講義内容のメモを見直してももうひとつ理解できないことばかり。言葉を辞書で引いて、調べ調べしながら何度も聞きました。

それが33歳くらいの時です。

まだ若いうちで助かったと思いました。もう少し年齢を重ねていたら、あきらめていたかもしれません。

自分ではプロだと思っていたのに全然ダメ……イチから勉強しなければと思ったのです。あまりにも、自分の姿が恥ずかしすぎました。

それから、日曜日にはセミナーを受けまくりました。

いろいろなセミナーを受け、あまり理解できなかったことは何度も何度も反芻するようにしました。

このままでは「マズすぎる。カッコ悪いぞ」と思ったからです。

自分に技術がないのならば、専門の先生のところに行って教えを請うしかありません。恥ずかしいとか、面倒くさいとかは言っていられない。必死で勉強するしかないと思いました。

セミナーを通して全国の志が高い先生たちとお付き合いがあり、本気で勉強することが当たり前だと思っていましたが、そういった先生は少数派だということも講師の先生方から聞きました。

教えてくれる人のところで学ぶ

私は性格的に、できないことをできないままで放置することができません。

知らないこともそのままには到底できません。

だから、その分野の専門家、最先端の技術や知識を持っている人のセミナーを受講するようにしたのです。

教えてくれる人がいるならば、教わらなければ損じゃないですか。

虫歯の治療では、歯を削らないとお金にはならない――日本の保険のシステム上はそう言われています。だから、患者さんに了解を得て、削らせてもらうことになります。

木を見て森を見ずという言葉があります。そういう治療になってはいけないとよく言われました。

1本の歯だけで判断すればその処置が正解かもしれませんが、総合的に見た場合はそうではない可能性があります。

歯を削ることによって、嚙み合わせに支障が出るかもしれない。ただ虫歯を治療するということだけではなくて、患者さんと向き合わないといけないということも教えてもらいました。

なぜ虫歯ができたのかという原因を深掘りする必要があります。虫歯の治療のあとに神経を抜いてしまうと、その歯は数年後にはダメになる可能性があります。

歯は一生のものです。

そこを第一に考えながら治療を続けてきました。

カウンセリングに時間をかける

患者さんは歯の専門家ではありません。「とりあえず痛みがなくなればいい」と思っている可能性があります。でも、総合的に見て、どこをどう治療すべきか、ということをきちんと説明しなければいけない。

それなのに、ただ削って終わり。信頼して任せてくれる患者さんに申し訳ないと思わないのでしょうか。

私はカウンセリングについても学びました。丁寧に話を聞き説明をすれば、ひとりに1時間半くらいかかることがあります。

保険の範囲内で治療をするのであれば、それだけの時間をかけるのは難しいという事情があります。でも、その必要がある患者さんにはそうしてあげたいと私は思います。

しかし、1時間のうちに何人の患者さんを治療できるか、それをこなすのが治療だと考えている歯科医師もいると聞きます。診療効率のことを考えると、仕方がない側面があるのかもしれません。しかし、流れ作業のような治療が、本当に患者さんのためになっているでしょうか。

うちのクリニックには、私以外の勤務医がいるので、ほかの歯科医院とは違う診察・治療、時間の使い方ができました。必要に応じて、カウンセリングに時間をかけられる。そうすれば、患者さんが安心して、納得した形で治療に臨んでくれるようになります。

患者さんの予定によっては、朝礼の前やお昼休みにカウンセリングをすることもありました。

歯列矯正のタイミング

いろいろな経験をしても、どうしても苦手なことはあります。

私の体が大きいせいかもしれませんが、お子さんに泣かれてしまうことが多く、本当に困ってしまいます。女性の医師の場合は、いくら泣かれても冷静に治療をされる方が多いんですけどね。小児の治療は、ほかの先生にお願いすることもあります。

10代の歯列矯正に関する方法も、いろいろと変化しています。以前であれば、「小学校の高学年から中学生になってからやりましょう」というのが多かったんですけど、今では、6、7歳から始めるケースもあります。

ただ、顎の成長がどうなるか、その予測が難しい。上顎と下顎も成長スピードに時差があるので、慎重にやらないといけません。

そういう要素を考えながら、保護者の方に理解していただけるように時間をかけて説明しています。

最近は、お子さんの顎が小さいことが影響しているのか、歯列矯正が必要なケースが増えていますし、なかには、5年～10年単位で矯正したほうがいい子どもさんもいます。

日本人の食事もかなり変化していますから、その影響もあると思います。おやつにスルメを食べる子もあまりいないでしょうし、干し芋もやわらかくて食べやすくなっています。嚙みにくいものはなかなか食卓にのぼりませんからね。

咀嚼する回数が少ないことの影響はものすごく大きいと思います。

この場合もカウンセリングに時間をかけます。

80歳になっても自分の歯で

妊娠のタイミングで歯の治療をする女性が増えてきました。

ホルモンバランスの変化によって、妊娠性の歯肉炎を発症する人もいます。

だから、そのタイミングで歯列矯正をする妊婦さんはたくさんいます。

お産を考えるのなら、妊活をしている時に、ある程度治療したほうが、のちのちのことを考えるといいでしょうね。

きちんと出産に備えて、細菌が減る環境を整えれば、防げることもあります。歯肉炎など歯茎の腫れはなくなります。

出産したあとは、赤ちゃんのお世話や自分の体のことで本当に大変になります。少しでもストレスがなくなるように、準備することをおすすめしています。

産後は生活習慣がガラッと変わりますから。

一度に多くの量を食べられなくなると、食事の回数が増えます。3回よりも

5回のほうがリスクが高くなるので、どうしても虫歯になりやすくなりますね。

大学進学や就職などで、ひとり暮らしになってから虫歯が増える人もいます。子どもの頃にはきれいな歯だったのに……ひとり暮らしになって、お菓子やアイスクリームなどを食べたい時に食べたいだけ食べるという生活をするうちに、何かがおかしくなってしまうのでしょうか。

年齢とともに歯列が変わってきたり、噛み合わせが悪くなるケースもよく見ます。だから、40代、50代で矯正を始める人もたくさんいます。おかしいなと不具合を感じたら、早めに治療をすることをおすすめします。

雑誌などで、80代の人を対象にした「後悔していることは？」というアンケートの結果を見たことがあります。そのなかでは、「もっと歯を大切にしておけばよかった」という意見が上位に入っていました。

歯は一度抜いてしまえば二度と生えてくることはありません。後悔しても取り返すことができないのです。

メリットとデメリットを伝える

治療するにあたって、いろいろな選択肢があります。

たとえば、義歯、インプラント、ブリッジなど。いろいろな選択肢をお伝えし、最終的には患者さんに選んでもらいます。

それぞれ費用も違いますし、その患者さんに合う・合わないもあるでしょう。ケース・バイ・ケースですね。歯科医師の中でもよく議論になります。

ひとつは、歯茎の上に義歯を乗せるというやり方。昔からある、入れ歯と言われるものですね。

インプラントとは、歯を失った顎の骨に人工の材料でつくられた歯根の一部、あるいは全部を埋め込み、セラミックなどの人工歯を取り付けるもの。

ブリッジは、欠損した歯の代わりになる人口の歯を両隣の歯にかぶせるやり方です。

それぞれにメリットとデメリットがあります。

義歯の場合、通常は2割から3割程度しか力をかけることができないと言われています。つまり、硬いものは食べにくい。

ブリッジの場合、両隣の歯を2本も削ることになります。「問題のある1本の歯のために、ほかの2本を削ってしまうのはおかしくない？」と言う歯科医師もいます。

人工物をかぶせる時にはセメントで接着しますが、いずれセメントは溶けだしてしまいますし、削った部分から腐食が始まって虫歯になるリスクが高くなる……。

インプラントではもちろん、手術が必要ですし、自費診療になるためどうしても高額になります。

うちのクリニックでは、こういう説明を歯科医師がやってきました。しかし、多くの患者さんの治療と並行するのはなかなか大変です。

そういう時に力を発揮してくれるのが、前の章で少し書いたトリートメントコーディネーター（TC）なのです。

トリートメントコーディネーターの役割

TCは国家試験ではありませんが、最近注目されている役割です（クリニックによっては、呼称が違います）。

歯科医師が治療の片手間でするよりもはるかに精度の高い情報提供をすることができます。

TCを置くクリニックが増えていますが、うまく機能させるのはなかなか難しい。

きちんと学んでいないTCに「担当してね」と乱暴に言うと、利益優先になってしまう危険性があるからです。

そこにインセンティブをつけてお給料に反映させればやる気になる人もいるかもしれませんが、患者さんにとっていいことだとは思えません。

私は、それをしてはいけないと考えています。

あくまで、ＴＣの仕事は患者さんに寄り添うこと。納得して治療を受けていただくためにいるのです。

医師よりも患者さんから慕われるＴＣ

どんな治療にもメリットとデメリットがあるものです。それぞれをしっかりと説明して、最善の方法を選んでほしい。

ＴＣはその介添え役だと考えています。

熱心で誠実なＴＣは患者さんから本当に信頼されています。「あなたが言うなら、その治療を受けるわ」と。もしかしたら、実際に治療をする医師よりも慕われるケースもあります。患者さんからの要望も、ＴＣを通じて聞かされることも少なくありません。

私はこれを喜ばしいことだと思っています。

患者さんが医師に直接言いにくいこともＴＣを通じて聞くことが可能になるからです。

医師から説明を受けると、すぐに答えを出さないといけないと感じる患者さんが多いようで、なかなか疑問を口に出すことができないという可能性があります。より親しみやすいＴＣが相手であれば、素朴な質問もできるでしょうし、「本当はこうしたいんだけど」という要望を伝えてくれる可能性もあります。

例えばコンプレックスやトラウマになっていることを患者さんに伝えてもらうこともあります。

患者さんにとっても、不安な治療の際に応援してくれる人がいると心強いでしょう。

ＴＣは患者さんとのコミュニケーションが第一なので、希望があれば何度でも話を聞くことができます。

患者さんとの信頼関係は１日では構築できません。普段からのコミュニケーションの大切さを、うちのＴＣたちはよく知っています。

費用がかかる治療を躊躇する方もいます。経済状況は人それぞれですし、価値観もさまざま。そのあたりも考えながら、TCはよく対応してくれています。

たとえば、食事でもファッションでも車でも、その人の価値観によって選択は変わってきますよね。「車は動けばいい」と言う人もいれば、「高級外車でなければ乗る意味がない」と言う人もいます。

ある程度のお金を払ってでも「おいしいものを食べたい」と言う人もいれば、「お腹いっぱいになればそれで十分」と言う人もいます。毎日身に着ける服や靴などもそうですね。

歯の治療についても同じようなことが言えます。「ほかの人からどう見えるかはどうでもいいから、痛くないようにして」と言う人もいれば、「ずっと笑顔でいたいからきれいにしてね」と言う人もいます。

歯科医師として言いたいのは、健康にとって歯がとても大事だということですが、そこに価値を感じない人がいても否定はできません。

最善の選択をするための学び

ＴＣが歯科医師と協力し患者さんとともに最善の方法を選択するお手伝いをし、選択をし、医師が最高の治療をする――私たちはそれを目指しています。最善の選択をするためには、ＴＣも医師も学びを続けなければいけない。常に、情報も技術もバージョンアップしていく必要があります。

ＴＣは大きな治療を選択する場面だけでなく、予防の大切さを伝えるという役割もあります。

私はＴＣの役割を高く評価し、キャリアアップにつなげています。

患者さんに寄り添うことを大事にしてほしいし、心からそうできる人を育てていきたい。

前章でも書きましたが、ＴＣが成長してくれたのはコロナ禍のおかげです。

既婚女性の場合、講習を受けるために山形から東京に行くのはハードルが高いんです。定期的に行く必要がある場合はなおさらです。

でも、オンラインでの受講が推進されたことで、みんなにチャンスが広がりました。スタッフと一緒に話を聞くことで私の知見も増えますし、彼女たちの役割も理解できるようになりました。うちのＴＣが、コロナ禍で大きく成長したことは間違いありません。

スタッフ10人くらいで受講した時にはかなりの金額になりましたが、それを補って余りある成果を手にすることができました。

もちろん、セミナー受講は勤務時間内に行いました。金銭的な負担はかけさせません。

これは歯科医院だけの話ではありませんが、仕事が忙しくなるにつれ、人は勉強しなくなるものじゃないですか。でも、学生時代の蓄積だけでその後もずっとやっていけるはずはありません。

どのジャンルでも、情報は新しくなり、技術は進化していきます。それらをキャッチアップしていかなければ患者さんに十分な治療・サービスを提供できるはずがありません。

TCには「患者さんに売り込まないで、寄り添って」と言い続けていますが、みんなの働きによって、結果的に売上は上がっていきました。

歯科医師が悩む後継者問題

同じ歯科医師の経営者仲間には、同年代なのに疲弊している人もいます。長くプレイングマネージャーを続けるのは体力的に厳しい。これは間違いのない事実です。近親者、つまり息子や娘が跡継ぎになってくれればいいのに……と考える歯科医師はおおぜいいますが、なかなか思い通りにはいかないようです。

ひとつの原因は、国家資格を得るのが以前よりも難しくなったことがあります。

昔、歯科医師不足の時代があって、医大の歯学部や歯科大学がどんどん新設されました。その結果、歯科医師が増えたから、今度は国家試験を難しくしようという流れになったのかもしれません。

大学に何年も通いながら、国家資格を目指す人がたくさんいると聞きます（一番高いと言われる歯科大学は、1年にかかる学費が700万円以上だと言われています）。

息子や娘が歯科医師の国家試験に通ったとしても、親元に戻ってくるかどうかはわかりません。

地方の歯科医師で、お子さんを都会の大学に行かせている友人からは「東京とかに行ったら、もう戻ってこないから気をつけて」と言われています。

私には10代の娘がふたりいますが、歯科医師になってほしいとも後継ぎになってほしいとも思わないようにしています。あくまで、彼女たちの人生です。数万とある仕事の中から、自分たちが本当に就きたい仕事を選んでほしいと思っています。

とは言っておりますが、やはり、歯医者さんを選んでくれると正直うれしい気持ちはありますやりがいのある仕事ですからね。

後継者が近親者である必要はないと私は考えています。もし娘が歯科医師の配偶者をつれて戻ってきたとしても、実力が伴っていなければ任せることができません。

私たちのクリニックで働いてくれている勤務医をしっかりと育てて、長く働ける環境をつくることが大事だと考えています。

まずは歯科医師として実力をつけること。そのあとに経営を学ぶことが求められるでしょうね。

私には20年近い経験があるので、どこに行って何を勉強すればいいかはよくわかっています。

「この人なら！」と思う歯科医師がいれば、すべてを教えるつもりでいます。

詳しい人に聞き、信頼できる人に会う

日本の経済状況にも関係があると思いますが、時代が確実に変わったと感じています。少なくとも、10年前とはまったく違います。

10年前よりもさらにいろいろな情報が増えています。たとえば、インターネットやYouTubeを通じて流れてくる情報量がものすごい。玉石混交ではありますが、どれが正しいのか、重要でないのかを見極める目が必要になっています。

膨大な情報の中から、自分が成長するための、組織がよりよくなっていくための「玉」を見つけなければなりません。

少しでも学ぶことを怠ってしまうと、「時代を読む感覚がマヒしてしまうかもしれない」「トレンドがわからなくなってしまう」「価値観の変化に取り残されるかもしれない」という危機感があります。

人から得る情報も、インターネットなどから取り入れる情報も大切だと思っています。どちらもおろそかにすることはできません。

だから、詳しい人に聞く、信頼できる人に会うことをやめるわけにはいかないのです。専門家と話をすれば、当然、疑問も湧くでしょうし、好奇心や探求心も生まれるはずです。

学ぶ習慣さえ付けば、どんな人でも同じことができると私は考えています。

スタッフの教育が「一丁目一番地」

興味のあるセミナーがあれば、場所がどこであっても受けるようにしています。私は勉強の基盤ができているので、おそらく成長のスピードも速いんだと思います。

私が開業した20年近く前は、35坪でユニットが4台か5台というのがセオリーだと言われていました。でも今はそういうものにとらわれないやり方を成功させている人もたくさんいます。

セオリーはセオリーでありますが、成功の幅が広がっている（やり方が増えている）と感じています。

治療法についても、小児予防矯正というものが出てきたり、良質なインプラントが開発されたりしています。術式も、新しいものが注目されたり、昔の方法が見直されたりということもあります。

やっぱり大事なのは、日々の勉強です。

経営の観点で考えた時にもうひとつ大切なのは、スタッフの姿勢。設備がいくらよくても、的確な治療がなされても、そこに問題があれば患者さんは「また行こう！」という気になりませんよね。だから私は、スタッフの教育が「一丁目一番地」、もっとも大事なことだと考えています。

誰がいつ来ても心地よい空間を

患者さんを思う気持ち、心のありようがすべてだと思っています。そこが変われば、クリニックの雰囲気もよくなり、明るくて心地よい空間が生まれるはずです。

難しいのは、「今日だけ」ではいけないということです。その患者さんが次にいつ来てくださるかはわかりません。3日後の方もいれば、週に1回、1カ月に1回、半年に1回の方もいます。

誰がいつ来ても同じような快適さ、心地よさを提供する必要があります。だから、続けることが本当に大切だと思っています。

齢を重ねるにつれ、若いスタッフとの年齢差が広がり、考え方のギャップは大きくなる可能性があります。直接、ひとりひとりに語りかけることができれば一番いいのですが、みんなも忙しいので難しい。だから、チーフマネージャーなどの経験を積んだ人の頑張りに期待しています。

私の理念、哲学と言うと偉そうに聞こえるかもしれませんが、考え方を伝えてほしいと思っています。

クリニックのみんなが、人を育てるということに興味を持って行動してくれれば、さらに働きやすい職場になるはずです。

職場として魅力があれば、スタッフはイキイキと働いてくれるはずだと考えます。

自分が先頭を走りつつ、後進を育てるという考え方をみんなには持ってほしい。

大人数になれば「なんとなく」は通用しない

私は時々、全国の歯科医師の前でお話をさせていただくこともあります。

全国に6万8000軒もある歯科医院で、大規模資本、経営のところは多くありません。院長ひとりで経営しているところがほとんどです。

たったひとりで治療も経営もすべてやるのは、本当に大変だと思います。スタッフの人数は限られているのに、その人間関係に悩んでいる人がたくさんいます。

いつも狭い空間にいて、院長VSスタッフなどという図式ができて、「うまくいかない……」と嘆く先生ばかりです。

この本に書いたように、若い時の私も苦しみました。

うちのクリニックには現在、60人を超えるスタッフがいます。誰と誰が仲がいいというのは当然あるでしょうけど、派閥みたいなものはありません。

もしそういう「芽」があれば早めに対処しようと、チーフマネージャーたちが目を光らせてくれています。私にはできないことなので、任せています。

むしろ、私が関わらないほうがスムーズに事が運ぶケースが多いでしょう。

分院に行く時、私は余計なことは口にせず、お菓子を配って帰ってきます。

きっと若いスタッフは「お菓子を配りにくるおじさん」くらいに私のことを思

っているんでしょうね（笑）。

60人程度の小さな組織ではありますが、組織図をつくって、責任の範囲を明確にしています。医師の育成と同様に、「いいリーダーをつくらないといけない」とも考えます。

まだ組織が小さいうちは、「なんとなく」でも通用しましたが、これくらいの人数になればそうはいきません。

もし3つめのクリニックを出すことになれば、また組織を再編することになるでしょう。仙台市は山形市内から距離にして60キロほど、車で1時間もあれば着くところです。仙台で開院する場合、基本的には仙台在住の人を採用しようと思っていますが、水曜日だけ山形から来てもらうスタッフがいてもいいかなと考えています。

その土地によって患者さんも違うので、いろいろな勉強になるはずです。少しでも新しい風を感じてほしいと思っています。

本当に働きやすい職場とは?

最後に、私が考える「働きやすい職場」についてまとめましょう。

2007年に開業した当初は、「ホワイトです」とは言い難い職場でした。でも、少しずつ改善していったことで、今では胸を張ってそう言えるようになりました。

「働きやすい職場」の条件をいくつか挙げるとしたら、まず、精神的に落ち着けるところ。保険関係はもちろん、特別休暇や手当などの福利厚生がしっかりしていること。そして、お給料が高いところ。

しかし、いくらお給料が高くても、仲間外れにされたり、心の平安を脅かされたりするようなところでは安心して働くことができません。

歯科医院は人を癒やすのが仕事なので、自分たちの精神の安定が大事。イライラしているスタッフのいるクリニックで患者さんがくつろぐことはできませんから。

あとは、長くここで働きたいと思えること。

経営者だけが突っ走ってもダメ。スタッフと一緒になってみんなで歩んでいく組織でありたいと考えます。

組織のホワイト化を考えた時、「自分の働き方は大丈夫だろうか」と心配になりました。開業以来ずっとハードワークできましたが、そろそろペースを落とさなければとも思います。

週7日も稼働しているようでは、ホワイトとは言えませんね。

ただ、私がこうして動くことで、若い医師たちの目標になればという気持ちがあります。

私が道を開いたあとに続く医師やスタッフが出てきてほしい。そういう背中をみんなに見せていくことが大事だと思って、日々、学び続けています。

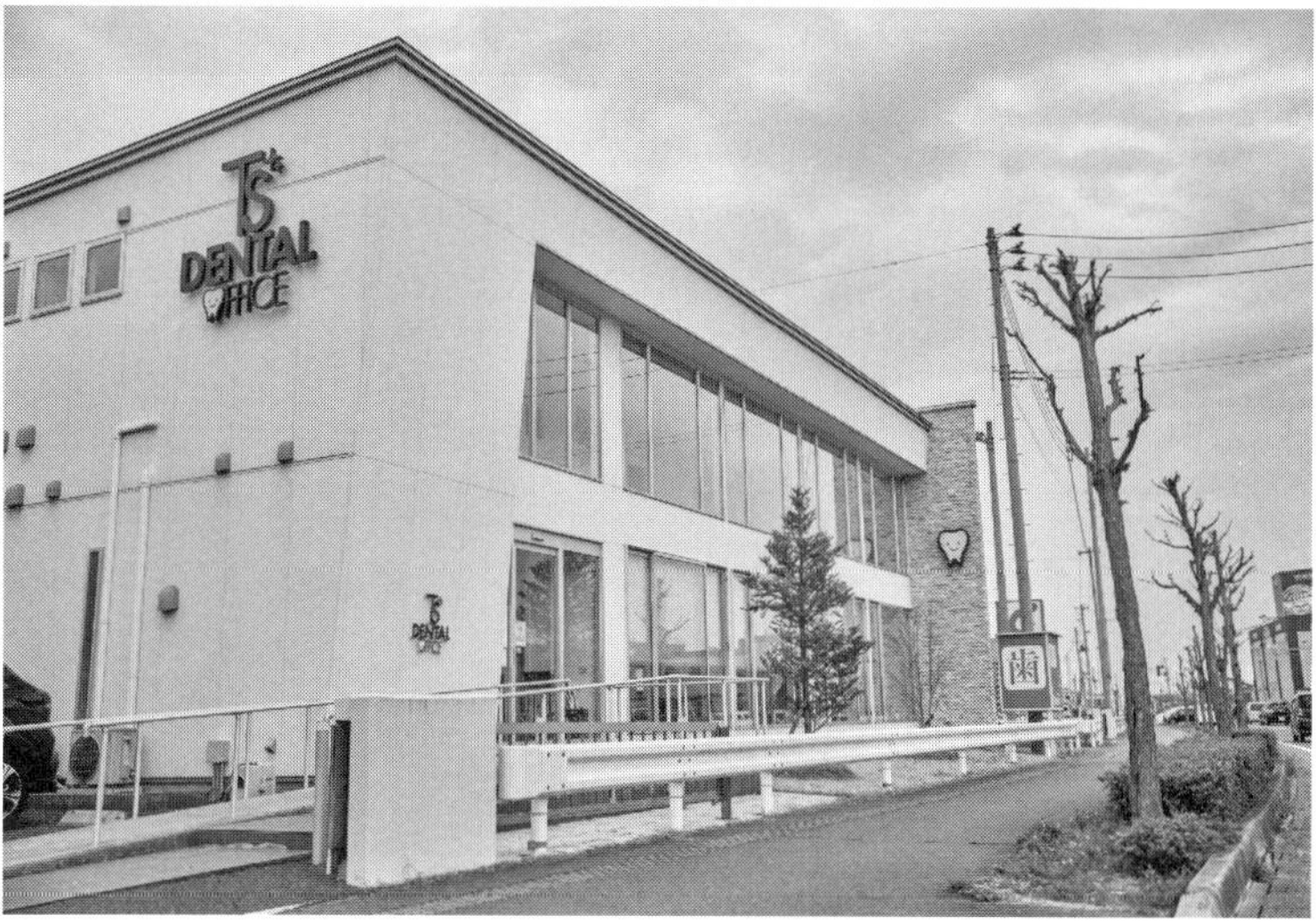
DENTAL
歯

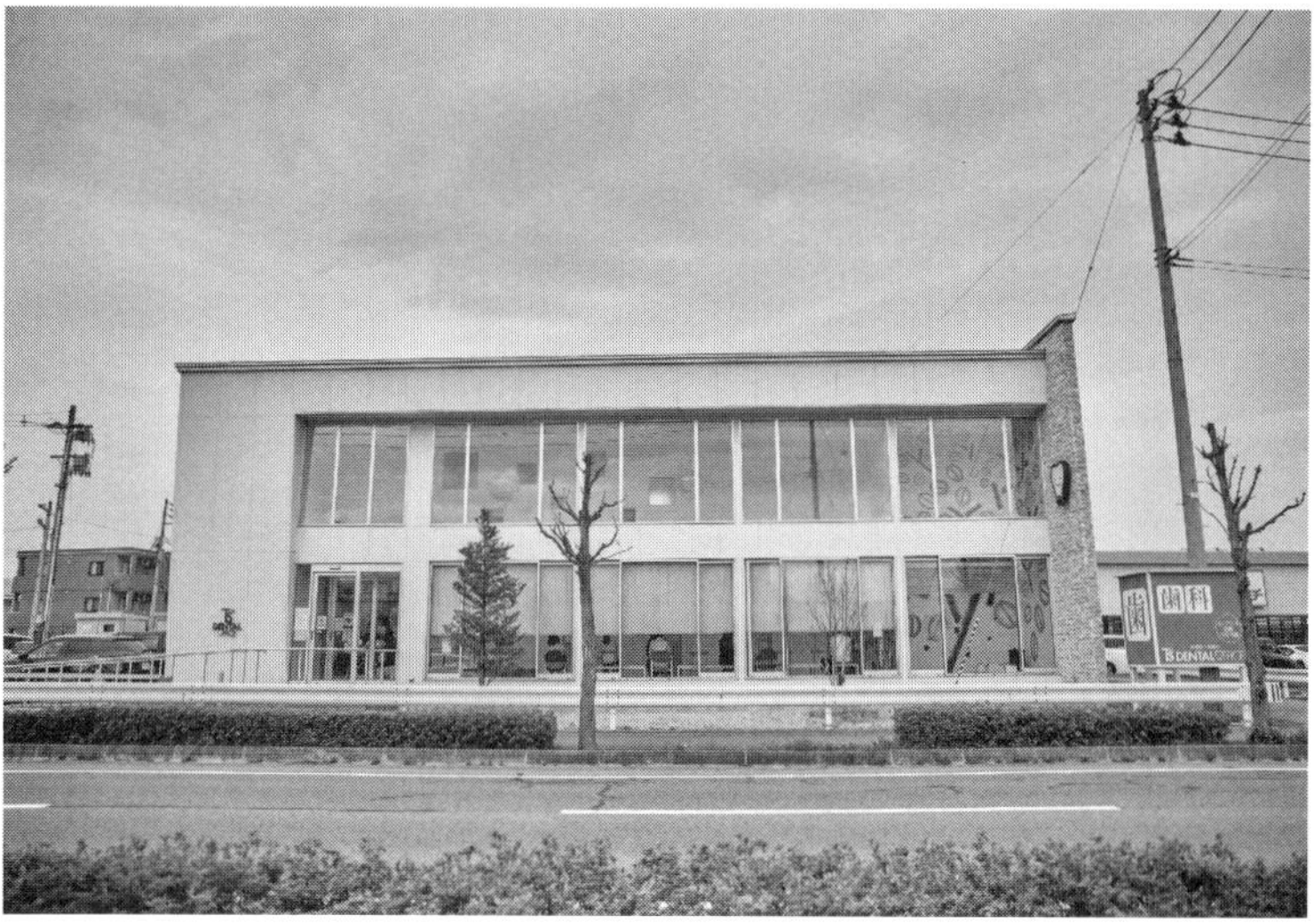
歯
歯科

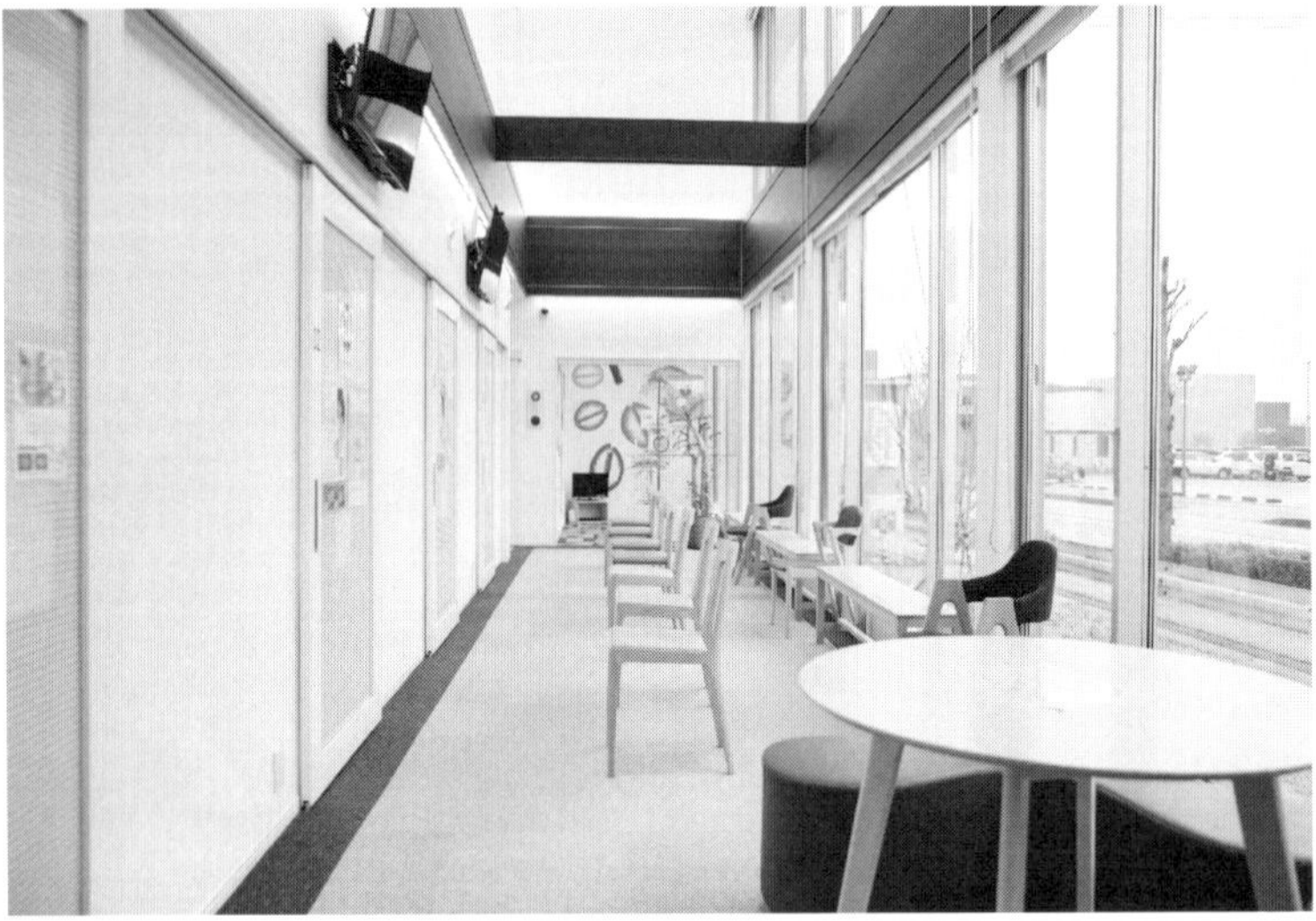

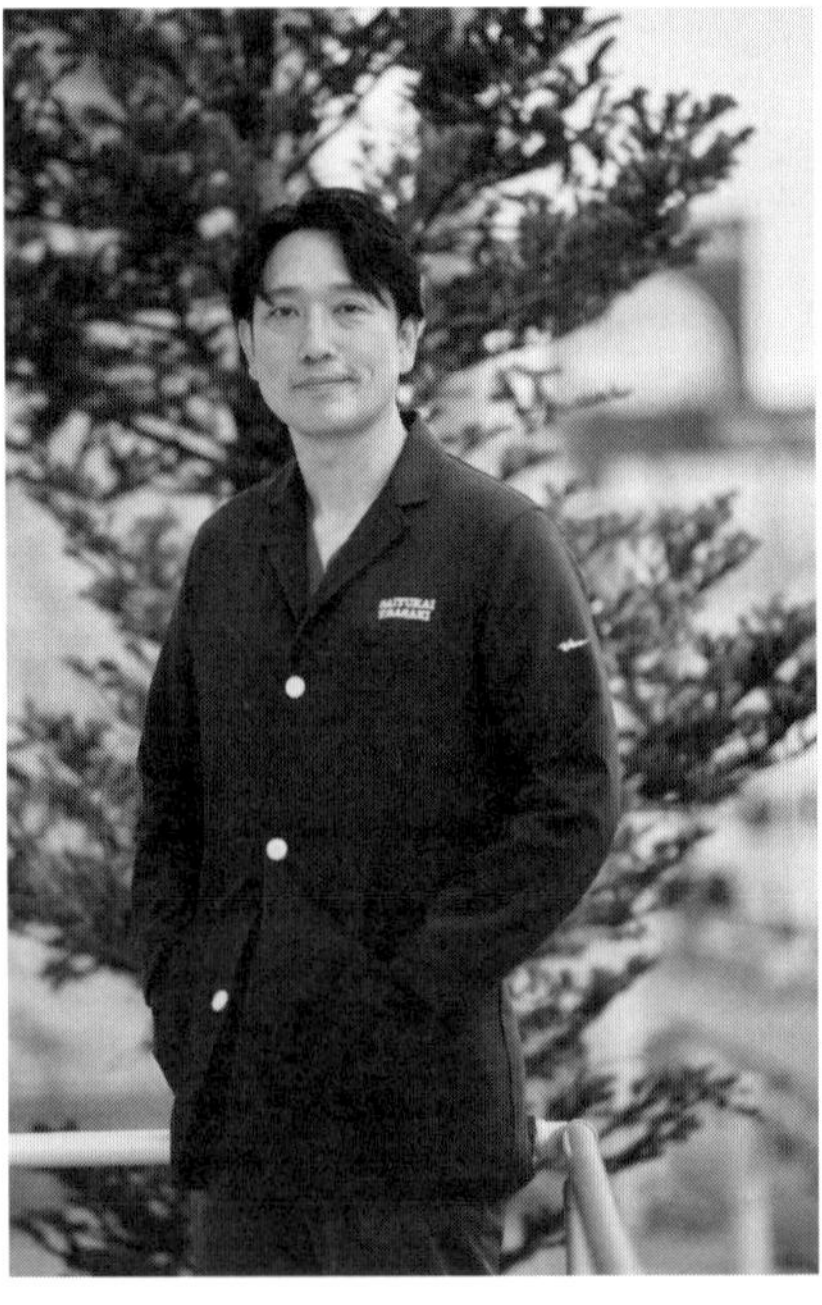

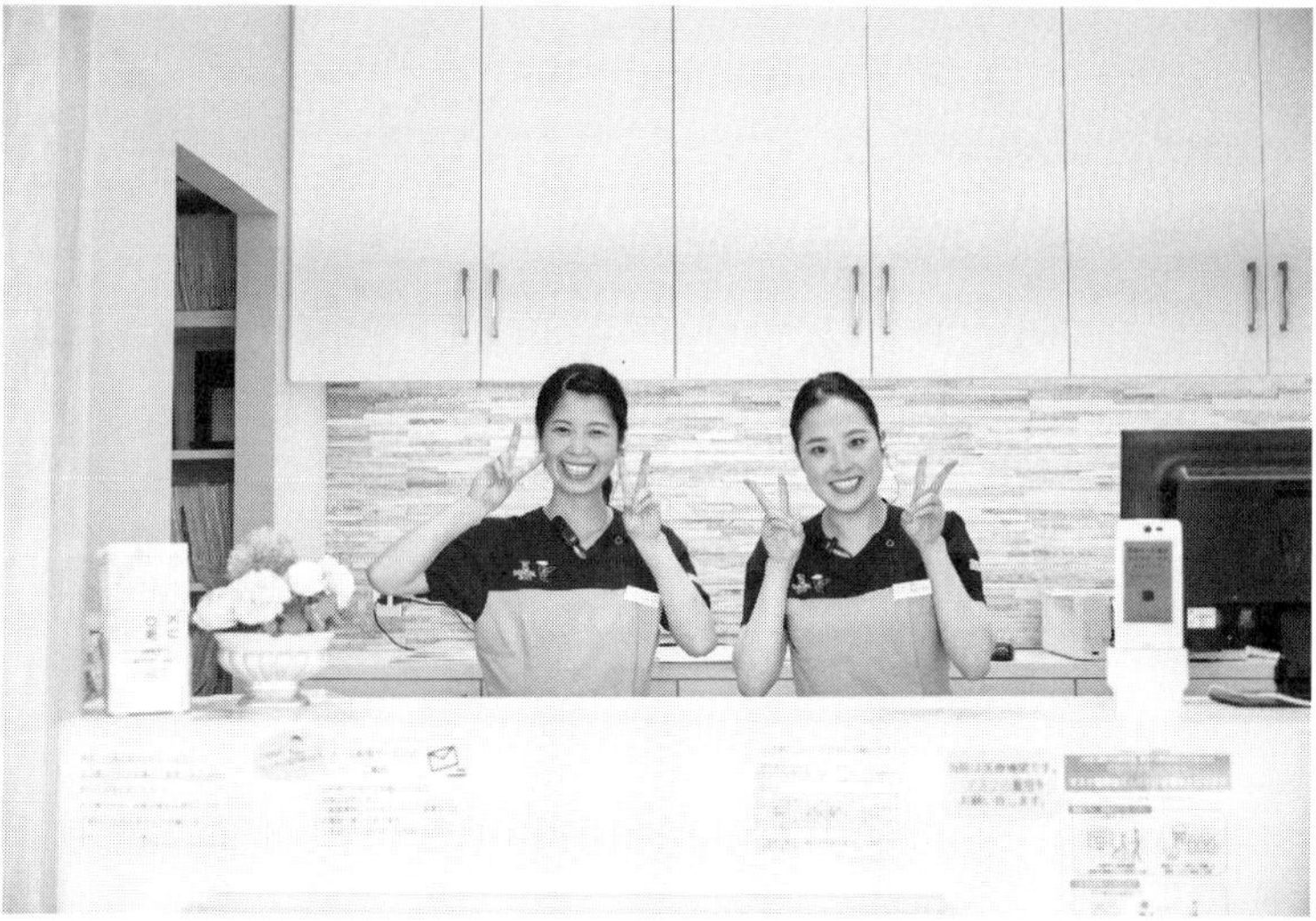

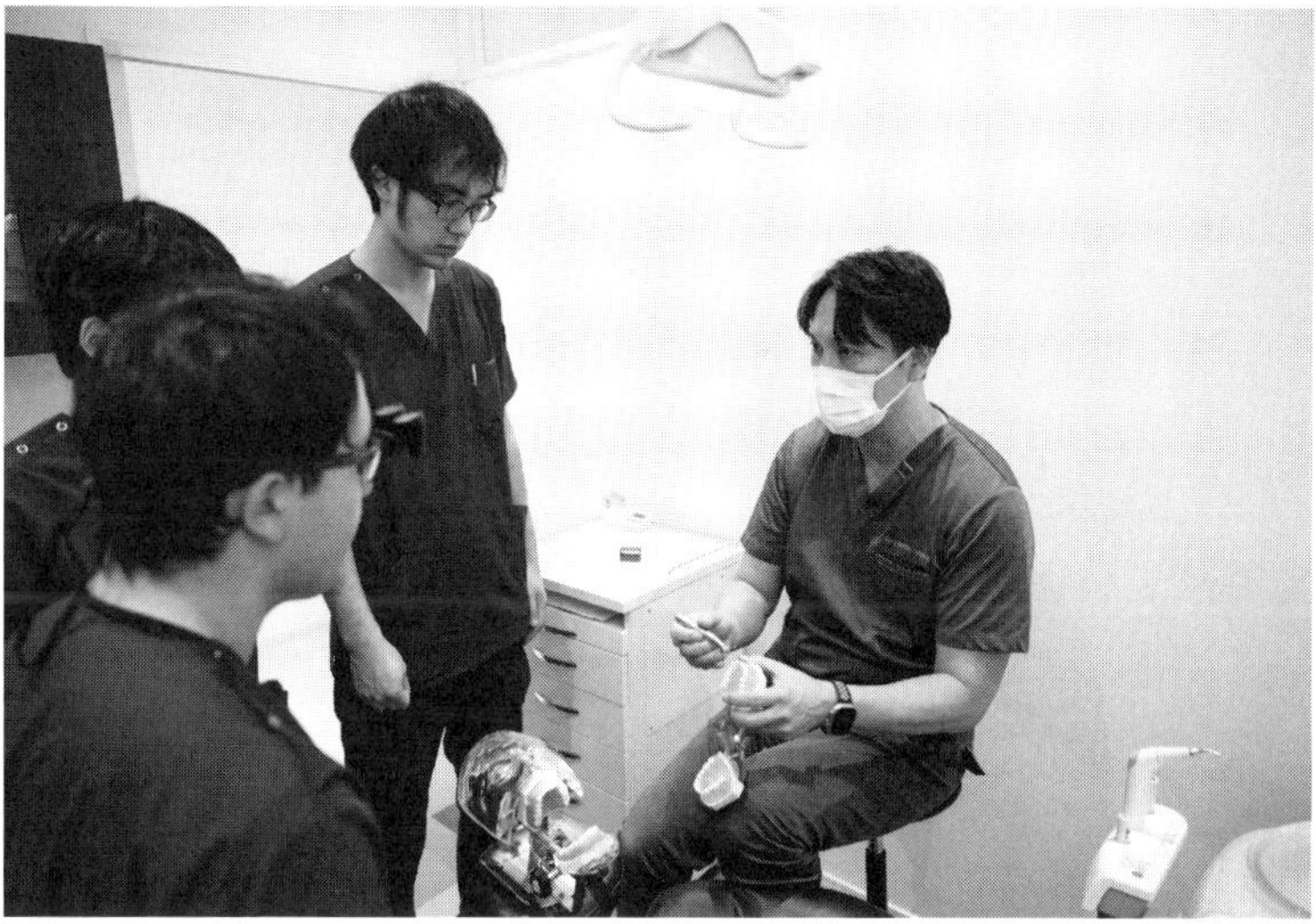

第5章　未来を見据えて

２００７年10月に33歳で開業して、２０２５年に18年目を迎えます。現在は60人を超えるスタッフと一緒に働くことができています。

紆余曲折、試行錯誤を重ねたうえで、ようやく自分が理想とする歯科医院の形をつくれるようになりました。

これまで、患者さんを第一に考えながら、スタッフが働きやすいクリニックをつくることを目標にしてきました。

歯科医師は国家資格を得て医師になりますが、資格だけで十分な治療はできませんし、医師だけでは患者さんに満足していただけるクリニックを運営することもできない。

17年の月日を重ねて、改めて痛感しています。

歯科の世界の技術革新は目覚ましく、環境も大きく変化しています。

世界の最先端を行くアメリカでは、歯科医院を経営するため大学の講座で経営学が導入されたと聞きます。

歯科に関する知見や治療の技術だけでは、もう歯科経営は通用しない時代に突入していると言えるでしょう。

経営学を学んだ歯科医師は自身のクリニックを開業することを避ける傾向があるそうです。開業にはどうしてもリスクが伴いますからね。

一方で経営学をきちんと学んだうえでクリニックを開いた歯科医師・経営者はどんどん医師を雇用し、規模を大きくしています。同じ歯科医師の中で格差が生じているように感じます。

その町の人に愛される歯科医院がいいのか、多角的な経営を進める歯科医院のほうがいいのか、私には答えを出すことができません。

出すことはできませんが、私自身はこの本のタイトル通り、「東北で一番、通いたくなる歯科医院」、つまり、町の人に愛される歯科医院にしたいと思っています。

過去の経営セオリーが通用しない

私は33歳で開業し、自身の技術を磨きながら、同時に経営についても学びました。週7日勤務で、休日はなし。そんなブラックな環境に自分自身を置いてきました。

それぐらい打ち込まないと、医療技術と経営の力の両方を手にすることはできませんでした。そのために、家族に迷惑をかけたという自覚はあります。せっかくいい技術を持っていても、経営がわからなければクリニックを維持できません。患者さんに喜んでいただくことも、スタッフが安心して長く働ける職場をつくることもできない。だからこそ、私はこの17年間、ほぼ休みなしで学び続けました。

クリニックを開くためには資金が必要です。私の場合は、幸運にも歯科医院に適した土地を見つけることができ、資金調達も可能になりました。前職とのつながりのおかげで、集患にも苦労しませんでした。

しかし、数千万円の借金をしてクリニックを開いたにもかかわらず、立ちゆかなくなるケースがたくさんあります。そんな悲劇をいろいろなところで見聞きしてきました。

２０２４年の日本の出生者数は70万人を切りました。私とほぼ同世代の１９７４（昭和49）年生まれが２００万人を超えていたことを考えれば、その差に愕然とします。

少子高齢化の波に日本中が飲み込まれています。

そんななかで、歯科医院の経営も運営方法も変わらざるを得ないでしょう。開業資金がこれまで以上にかかるうえに、過去の経営セオリーが通用しない。当然、リスクは高くなりますが、私には「やらない」という選択はありません。だから、よりよい歯科医院をつくるために学ぶことをやめることができないのです。

歯科医師として腕を磨きながら、経営を学ぶことがこれからのクリニック経営の「当たり前」になるかもしれません。

私がお世話になっている先輩医師のなかには、8院開設している方がいます。それは分院長を8人も育てたということになりますが、それがどれだけ大変なことか。40代の私にはとてもできませんでした。

その方からハウツーを学ぶことは難しいかもしれないけど、何かを学び取れるかもしれない。

そういう想いでコンタクトを取らせていただき、いろいろなことを吸収しています。

質問されたことには答えてあげたい

男兄弟の末っ子として育ったせいか、教えてもらうことに対して私は躊躇（ちゅうちょ）がありません。ほかの人であれば、やりすぎだと思うことでもやれてしまうというところが私にはあります。

たとえば、私が東北大学で勤めていた、若手の頃の話です。

8歳上の先輩が私の指導係についていてくれていました。できないことがあればその先輩に助言を受け、困ったことが起きた時には助けてもらっていました。「もっと教えてほしい」と思っていた私はいつも、ポケットに先輩お気に入りのタバコをしのばせていました。先輩がタバコを買いに出る時間を減らすためです。

先輩のお気に入りのタバコを買っておいて、喫煙のタイミングを待ちます。私のポケットにはタバコとライターがあります。

今と違って喫煙に対して、おおらかな時代でした。

タバコが吸える場所にふたりで移動し、つかの間のレッスンを受けました。先輩を独占して、いつも質問攻めにしていました。

そんな感じで少し知恵を働かせて、今でも、自分と〝先生〟にあたる方だけの時間をつくれるように工夫しています。

これも繰り返しになりますが、知りたいことを聞くということは本当に大事だと思っています。

山形から東京へ、セミナーに出る時の移動時間は3時間以上あります。同行する勤務医のなかには、その時間を使っていろいろな質問をぶつけてくる人がいます。そう、まるで若い時の自分を見るようです。

本来であれば、その3時間で片づけたい仕事、読みたい本があるのでそっとしておいてほしい。だけど、隣に座ってまで聞きたいことには答えてあげたい。そういう気持ちになります。

勤務医のなかには、いろいろなタイプがいます。このクリニックで技術を身につけたい人、いずれ親のクリニックの跡を継ぐ予定の人、自分の力で開業したい人。

うちのクリニックには若い勤務医が多いので、お互いにライバル意識があるのかもしれません。

「技術を教えてほしい」というリクエストには応えたいのですが、どうしても時間がかかります。医師ひとりひとりに付きっきりで教えるのは難しい。だから、意欲のある人が先になるのは仕方がないのかもしれません。

1年スパンで成長を見守る

開院して17年あまり、多くの医師やスタッフと一緒に働いてきました。はじめの頃はどうしてもその人の「やる気スイッチ」を探して、押してあげたいという気持ちがありました。そうすれば最短の時間で、ものすごく成長してくれると思ったからです。

だけど、みんなはプレッシャーを感じてしまい、萎縮することが多かった。

それからは、あえてそうしないように心がけています。

帰属意識を求めすぎてもいけない。忠誠心もまたそうだと思います。そういうものは突然生まれるものではなくて、少しずつ時間をかけて熟成されるものでしょう。こちらから強制することでもありません。

私のクリニックで働くなかで、「自分もこの場所にいていいんだ」と心から思えることが大事だと思います。

まわりの人も優しくて、ストレスを感じることなく落ち着いて働くことができる。そういう状態になれば、「みんなの役に立ちたい」と考えるようになるのではないかと考えます。やはり、相応の時間は必要ですね。そこまで待たないといけないと今では思います。

人のタイプはいろいろありますし、成長のスピードもまたそれぞれですから。こちらがお願いしたことをさっとやれる人、覚えが早い人が「仕事ができる」と評価される傾向にありますが、必ずしもそうではないと思っています。その人のタイプや性格も考えながら、1年スパンで変化や成長を見守っているところです。

現在、うちのクリニックには10数名の歯科医師がいますが、知識だけ身につけても症例数をこなさないと成長することはできません。誰かにちょっと教えてもらっただけで技術は身につきませんから。

役割を与えて任せることで成長する

それぞれの医師の力量や成果を数値的に評価することは可能です。実際にエクセルで作成した評価シートはあります。

評価基準を明確にすることで競争原理が働いて、いい方向に向かうこともあるでしょう。しかし逆に、デメリットもあると私は考えます。

担当した患者さんの数とか売上ばかりを求めると、本来あるべき治療とは違う方向にいってしまうんじゃないかという危惧を抱いています。自分のことばかり考えてしまうと、ほかの人に教えなくなる傾向もあります。

患者さんの数とか売上も評価のための指標にはなりますが、それだけではいけない。

もし私が医師を引退したあとでも、みんなには後輩を育ててもらわないといけないとも考えています。

自分も成長しながら、同時にほかの仲間も伸ばす人であってほしい。

だから、数値的な目標は掲げないようにしています。

私が心がけているのは、それぞれに担当を持たせて任せることです。勝手に任命して「こういう患者さんはお願いするよ」と言うこともあります。

担当を明確にすることで、専門性の高い治療ができるようになる。学んだことをほかの仲間に伝えることで組織としての成長が期待できるのです。

私ひとりではどうしても限界があります。

それぞれの医師に担当を振って、クリニックのお金を使って外でも勉強してもらっています。「今、自分ができること」だけを仕事だと考えていると、成長は期待できません。

たとえば、「自由診療は自分にはまだ早い」と勝手にブレーキをかけてしまう人がいます。その考え方をしている限り、自由診療でしかできない治療方法を身につけることはできません。

経験のないことに挑むのを「怖い……」と感じる人もいるでしょう。そのあたりのメンタル面のケアもしながら、チャレンジできる方法を考えています。そうしないと、全体の成長にはつながりません。

このクリニックを100年続けようと思ったら、ひとりの医師の力だけでは絶対に無理でしょう。バトンを次の世代につないでいかないといけないのです。「開業医は何でもできないといけない」とすでに書きました。

でも、誰であって、得意分野もあれば苦手なこともあります。ひとりで頑張っても限界があるので、医師たちの力を合わせて全体のレベルアップを図りたい。

患者さんに満足してもらえる治療ができる医師はひとりよりもふたり、ふたりよりも3人、5人、10人いたほうがいいに決まっています。

当たり前のことができて、さらに強みを持った医師の集団をつくりたいと考えています。そういうことが患者さんの満足度を上げることにつながるはずです。

そのために医師たちには積極的に外で学ぶ機会を持ってもらい、院内で共有できるような仕組みをつくる。ただセミナーを受けるだけ、講義を聞いて終わりにするのではなく、仲間にフィードバックすることでその知識がさらに確かなものになると考えています。

そこは徹底的にやっていきます。

毎年のように、法人内で外科実習を行っています。外で受けるセミナーはどうしても講義などの座学が多くなります。学んだことを実際に手を動かして習得するために、豚の顎を仕入れて思う存分、私のデモンストレーション後に練習してもらいます。

10年以上前は診療後や日曜日に行っていましたが、今では業務の一環として診療を同僚にお願いし、別会場で平日に行っています。

業務時間に学ぶ機会をつくると、自分の時間を使ってさらに練習する医師が出てきます。

今までの卒業生を見てみると、自主的に行動する医師がいろいろな意味で成功しているように感じます。

私が若手の頃にはそんな機会を設けてくれる人はいませんでした。

うちのクリニックでは、学びたいことをしっかりと学べる環境が整ってきています。

そんなかで、積極的に取り組む人と受け身の人とでは吸収の仕方に差が出ます。まわりから見ても、はっきりわかります。当然、成長のスピードが違いますね。

冷静に自分の仕事を振り返る

ここで友人である新潟県の医師について話をしましょう。

W先生は私よりも少し年下です。私が「休日は何をしているの？」と聞いたことがあります。すると彼からは、「休みません」という答えが戻ってきました。

彼は週に5日間、診察を行います。その間に自分が関わった症例を振り返り、いずれ発表できるように患部の写真や状況をまとめたりしているそうです。自分の治療を振り返るという意味もあります。

大谷翔平選手が打ち終わったあとにタブレットを見ながら自分の打席を振り返るようなものでしょう。

自分の仕事を冷静に分析する時間は本当に大切だと思います。

休日であるはずのもう1日はセミナーの受講にあてることが多いとのこと。医師の多くは目の前の治療に追われて多忙な日々を送っているので、落ち着いて自分の仕事を振り返るのは難しい。

だから、W先生は週7日のうちの1日をその作業に費やしているのです。

治療を受ける患者さんからすれば、目の前の仕事に追われて勉強がおろそかになっている医師と研鑽を続ける医師ならば、どちらに診てもらいたいでしょうか。答えははっきりしていますね。

講演会やセミナーに出るためには費用も交通費も時間もかかります。私がこれまで費やしてきた金額を計算したら、みなさんが驚くほどの金額になるでしょう。

でも、その金額や時間以上の価値があると私は考えています。

W先生は私よりも年下ではありますが、心から尊敬できる素晴らしい医師です。同じ医師としても人間としても、信頼に値する人です。

そういう医師の姿勢に、近くで働くスタッフは気づいています。

医療というものをどのように考えているのか、どんな気持ちで患者さんと向き合っているのか。そこもまた同様に、スタッフはしっかりと見ているのです。

「教えられたことをすぐにできる人が優秀とは限らない」と先ほど書きました。器用に何でもこなせる人の成長がどこかの段階で止まってしまうことは珍しくない。逆に、「大丈夫かな……」と心配していた医師が急成長することもあります。

一緒に治療を行う歯科助手をはじめとして、スタッフはそんな変化に敏感です。はじめはあまりできなかった人がテキパキこなせるようになれば、信頼度は上がるでしょう。当然、スタッフの見る目が変わり、それが本人の自信にもつながります。

その人のいいところを伸ばしてあげる

医師ではない歯科衛生士やTC、その他のスタッフなどの評価についても、〝ふんわり〟するのもよくないけど、数字で縛りすぎるのもよくないと考えています。もちろん、幹部は別ですが、それ以外のスタッフの場合、評価によって差を付けることにあまり意味がないと思っています。

言葉は悪いですが、鼻先にニンジンをぶらさげるような評価制度をとるつもりはありません。細かく差をつけることで奮起する人もなかにはいるでしょうが、多くの人には逆効果だと思うからです。

これだけ頑張っているのに、Aさんよりも評価が低かった……。

Bさんだけ認められるのはおかしい……。

そんなマイナスの空気が漂う職場で、気持ちよく働けるはずがありません。

基本的に、誰かと誰かを比べるという評価方法は採用していません。キャリアのない人たちのほんの少しの差を取り立てても、あまりいいことがないことは私の経験上よくわかっています。

過去にそういう方法をとったことはありましたが、正直、効果は薄かったですね。

評価する人とされる人、評価される人同士の関係を保つことは本当に難しい。時に、トラブルのタネになりかねません。

そういう経緯があり、指導する側は評価するのではなく、各人の成長を後押しする役割に徹してもらおうと考え方を変えました。

職場の人間関係がギスギスしていたら、働く人も患者さんも心地よくないし、「通いたいな」とは思えないでしょう。

その人のいいところを見つけて、全員で伸ばしてあげるのが理想の職場だと考えています。

当然、役職につけば、私の要求も厳しくなりますが、それまでは評価を気にし過ぎることなく、その人らしく、のびのびと働いてほしいですね。

昇給につながる仕組みづくり

じゃあ、どうすればお給料が上がる？　そんな疑問を持つ読者の方もいるでしょう。

患者さんと直接触れ合うことの多いスタッフの場合、そもそも仕事の成果を数値化するのは難しい。減点方式ではなく、本人たちのやりがいにつながるようにと考えています。

患者さんとの接し方、患者さんへの貢献は本当に大事なポイントですね。それが高いスタッフに対しては、「Cさんのあいさつは気持ちいいね」とか「Dさんの気配りがうれしい」という声が自然とあがるものです。

患者さんからの評価は重要だと考えています。

スタッフの指導役である幹部が患者さんからの声をよく聞いてくれています。お給料を上げる方法としては、前述した通り、資格を取得することがあります。TCの資格を取って患者さんへのサービスを向上させ、売上を上げることに貢献してくれた人には相応の待遇を用意しています。

ある人は20％から30％くらい、お給料が上がりました。年俸として考えれば活躍したスポーツ選手並みの昇給率になります。

TCには営業的な要素も含まれているので、そういう評価ができるわけですし、資格取得と成果を示すことができれば周囲とのあつれきは絶対に生まれません。もちろん、職場の空気が乱れることもない。

実際に資格を取るための勉強に費やす時間を、仕事と育児、介護などの日常生活のなかでつくるのは本当に大変です。しかし、数人のスタッフはその壁を乗り越えて、みんなから尊敬を集める存在になっています。

組織に貢献してくれる人にはそれにふさわしい待遇を用意するのは経営者と

して当然のことです。

TCが患者さんとのコミュニケーションを円滑にすることで満足度が上がり、医師の負担が軽くなるという効果もあります。

しかし、評価制度に絶対はありません。情実ではなく、誰もが納得できる評価の方法を今も模索しているところです。

医療機関なので、資格を持たない人ができることには限りがあります。歯科衛生士の仕事もそう。

女性スタッフの場合は出産のタイミングでキャリアが一時中断するという難しさはありますが、自分なりの方法で守備範囲を広げてほしいと考えています。そうすれば評価しやすくなりますし、ダイレクトに待遇向上につながるからです。

本人に意欲がある場合、私たちは全力でサポートするつもりです。

災い転じて福となす、コロナ禍の決断

２００７年の開業から17年あまり、トライアル＆エラーを繰り返してきました。冷静に見れば、うまくいったことも、ダメだったこともあったでしょう。その時々でベストの選択をしたつもりですが、結果はさまざまでした。しかし、その経験のおかげで今があると考えています。

現在60人ほどいるスタッフのなかで、山形で生まれ、育った人はたくさんいます。東北以外で住んだことがないという人も大勢います。

そんな人たちにとって、新幹線を使えば３時間ほどで行くことができる東京はものすごく遠いところ。実際の地理的な距離よりも心理的な距離を感じるようです。

だから、「東京でいいセミナーがあるから行こう」と言っても、なかなか腰が上がらないということがあります。１泊でも大変だと感じるのに、「３カ月

で6回」と言われると尻込みしてしまうというのも理解できます。だから、無理強いはしてきませんでした。

しかし、2020年春から日本中に拡大してしまった新型コロナウイルスによって大きな変化が起きました。

それまで新幹線に乗ってホテルに宿泊しなければ参加できなかったセミナーが山形にいながらにして受けられるようになったのです。

オンラインセミナーが普及したことで、都会と地方のギャップが少なくなりました。

参加者が多い場合、受講料が高額になることはありましたが、診療時間中にスタッフのみんなで同じセミナーを受けることができるようになりました。

手軽さで言えば、家でテレビを見ているとの同じですね。いや、講師に直接質問ができることを考えれば、得るものは大きい。そんな機会はコロナ禍以前にはほとんど与えられることがありませんでした。

学びの機会が増えたことで資格の取得に意欲を持つスタッフが何人も出てき

ました。

コロナ禍で行ったさまざまな改革

思い起こせば、2020年春からの4年ほど、それまで誰も体験したことのない事態に襲われ続けました。緊急事態宣言が出され、外出自粛が要請され、マスクを手放せなくなり……誰もが行動を制限され、小中高校、大学生たちも恒例行事は休止になりました。

混乱に次ぐ、混乱。誰もが疑心暗鬼になり、不安を抱いたことでしょう。

何が正解なのか、誰も教えてくれませんでした。

そんななかで、私はいくつかの改革を行いました。

開院時間を大幅に短縮したのはそのひとつでした。

朝8時半に開院して、夕方の5時に閉院することに決めたのです。

医師やスタッフにその提案をした時、賛否両論が巻き起こりました。いや、否定的な意見が多かったですね。


仕事終わりにしか来られない人はどうするんですか？

一度ほかに行った患者さんは戻ってきてくれないのでは？


自分が働くクリニックのことを真剣に考えたスタッフたちのストレートな反応だったと思います。

それでも私は決断したことを実行しました。

おそらく、患者さんにも戸惑いはあったと思います。しかし、あの非常事態の、コロナ禍だったからかもしれませんが、営業時間の変更を受け入れてくださいました。

今では、仕事終わりにしか来られない患者さんは早朝や、有給休暇を使って治療に来てくださいます。

この変更によって、スタッフの勤務体系も大きく変化しました。

「禍転じて福となす」ということわざがありますが、その通りの決断だったと自分では思っています。

医師やTCもそうですが、クリニック内に尊敬できる先行モデルをつくることができれば、ほかの人たちがその背中を追いかけることになります。

コロナ禍に芽吹いたものをこれから大きく育て、花を咲かせていきたいと思っています。

いずれは「日本で一番」と言いたいところですが、少し控えめに「東北で一番、通いたくなる歯科医院」を目指して、スタッフのみんなとともに前進していきます。

若い医師が活躍できる場所をつくる

3院目のクリニックを仙台につくるという計画がありましたが、一旦、保留となりました。これから作戦を練り直します。

うちの勤務医も少しずつ成長しているので、みんなが活躍できる場所をつくりたいという想いがあります。

現在ふたつのクリニックがある山形市の規模を考えると、急いで3院目をつくることは得策ではないと思っています。

若い医師を飼い殺しにするようなことはできません。まだまだすべてを任せられるところまでは到達していませんが、場がなければさらなる成長は見込めないと私は考えます。

この章のはじめにも書きましたが、個人でクリニックを開くのにはさまざまなリスクが伴います。「いずれは自分の力で！」という野心を持つ医師もいるでしょうが、開院のノウハウ、スタッフの環境づくりの経験のある私の近くで学ぶことで得られることもあると思います。

自分が借金を背負って設備を整え、さまざまな契約、スタッフの採用と教育をすることがどれだけ大変なことか。

成功も失敗も数多く経験してきた私と一緒に独立・開業の〝予行練習〟をし

たあとで、「それでも自分で！」と思った時に自力で開院を目指せばいいのではないかと考えます。

失敗することで得られることもありますが、多額の借金を抱えてしまっては身動きが取れなくなりますから。

仙台市に3院目を出そうという計画は、実現の一歩手前までいきました。ショッピングモールのなかがいいのか、ターミナル駅の近くがいいのか。新しいビルがいいのか、大きな道路に面したところがいいのか。

本気で開院に向けて準備を進めたからこそ、見えてきたものがあります。たとえば、立地条件。どんな場所に開院するのか。これが成功への大きなカギを握っています。

私の場合は、開業経験の豊富な父の〝先見の明〟によって、歯科医院に適した場所を見つけることができました。そのおかげで、開院直後から集患に困ることはありませんでした。

たとえば、クリニックの外装、そして内装。患者さんが思わず「通いたくなる歯科医院」をつくるための重要な要素です。

築年数の経ったビルは、どうしても天井が低くて圧迫感があります。昨今の物価高、資材高騰を考えると、理想だけを追い求めて内装に費用をかけることは難しい。その部分で、経営センスが問われることになるでしょう。

人と同じことをしていたら……

歯科医院には、ステージ、または歴史による成熟度があると私は思っています。

開業当初行っていた夜8時までの診療を徐々に早くしていった経緯は起業の考え方にあります。

私は常々、「人と同じことをしていたら同じ結果になる」と言い続けてきました。バスケットでも野球でも、人と同じ練習をしていたら同じような選手になります。

患者さんに提供できる診療項目が少ない……、認知度も高くないのであれば、診療時間を遅くするなど、差別化を考えなければいけません。

山形の2拠点は〝彩優会モデル〟と言われるものになっています。

患者さんに寄り添ったカウンセリング、高いレベルでチーム医療を行う体制と、当院だから行きたいという患者さんに恵まれ、一見不利に見える診療体制でも、ありがたいことに、患者さんに支持されています。

これらのことも、理想を掲げたからといってすぐに実現できるものではありません。ある程度の成熟期間を経て、そのステージに上がることが必要だと思います。

また、診療スタッフも当院だから長く勤めたいと言ってくれる人が増えています。その人たちが結婚してお母さんになるにつれ、この人たちを守るためにも時間の短縮を行ってきました。だから、起業する地域性、人口動態、スタッフの人生ステージなどを踏まえた上で診療体系を決定することは重要です。

開業からのプロセスを振り返って

本書を書くにあたり、自分のこと、家族のこと、スタッフのことを思い返しました。

当然のことではありますが、まわりの人のおかげで、こうしてクリニックを続けられ、少しずつ大きくできているのだと痛感しました。

若い頃の自分のことを思い出すと、よくみんながついてきてくれたものだと も思います。現在の基準であれば〝パワハラ〟と言われても仕方がないほど、スタッフに厳しい要求をしたこともあったかもしれません。

本当に感謝しかありません。

何度も本書の原稿を読み返して思ったことがもうひとつあります。

それは、「妻に苦労をかけていたんだなあ」ということです。

正直言うと、「それほど苦労をかけてないんじゃないか」と思っていたんです（ここだけ切りとられると、妻に怒られてしまいますね）。

開業前からずっと猪突猛進してきたので、いろいろなことが記憶の奥底に沈んでいたのかもしれません。その記憶を掘り起こした時に、「本当に苦労をかけてしまった……」と思ったのです。

たとえば、開院前後のこと。

開院のタイミングに、長女の出産、そして妻の母が亡くなるということが重なりました。本来であれば、妻のそばで寄り添ってあげなければいけなかったはずですが、なかなかそれができませんでした。おそらく十分ではなかったと思います。

私にとってクリニックを開くことは、絶対に失敗できない、一世一代の大勝負。家族の未来もかかっていたので、とにかく毎日が必死でした。

10月に開院して1週間ほどで義母が亡くなりました。もちろん、通夜や葬儀には出ましたが、クリニックを開けなければいけないので、いろいろな思いにふたをして治療に臨んだことをよく覚えています。

あの時、妻は本当に悲しかっただろうし、心細かっただろうと思います。

それから17年あまり。

娘たちが幼かった頃、家族のイベントの写真に私の姿がほとんど写っていません。父親の日常について娘たちも頭では理解してくれていますが、さびしかっただろうと思います。同時にどれだけ妻に負担をかけてきたことか。

自分としては、本当に申し訳ない気持ちでいっぱいです。

人が先で、ハードはあとから整える

自分の今までの経営を考えてみると、自分のことを「のろまなカメ」のようだと感じます。

才能や勢いのある人であれば、開業から3年から5年でどんどん分院を増やしていくこともできたでしょう。実際にそんな先生にお会いすることがあります。みなさん、カッコいいと感じますし、推進力が素晴らしいと感心しています。

そういうスターのような先生と比べると、自分には人を惹きつけるものがないのかもしれません。勢いもそれほどではない。

私はいつも、「人が先、ハードはあと」と考えます。

ハードとは、ここでは医院の建物だとしましょう。

ひとつの医院を運営していた時、副院長の野川が多くの患者さんやスタッフから慕われていました。だから、野川という素晴らしい歯科医師をひとつの医院の副院長で終わらせてはいけないと考えたのです。活躍の場をつくりたくて、分院を開きました。

3院目開院の計画を立てたもの同様の理由です。

学ぶ姿勢、人間的なバランス感覚を備え、意欲もある若い医師が一緒に働いてくれています。この人たちなら、新しい医院でも力を発揮してくれるだろうと感じています。

人が育たなければ、新しい事業を推し進めることはしません。私は、人の成長に合わせて組織を大きくしようとしているのです。

それが、この17年間、亀のようでも、確かな歩みをしてこれた理由なのでしょう。

社員が先、院長はあと――これは私の口癖のひとつです。

医院が成長していくうえで、私の収入も増えていきました。そうなれば、「いいクルマに乗りたい」「高い時計が欲しい」と思うのが人間なのでしょう。でも、私はそこで立ち止まり、一緒に働く仲間のことを考えました。

社員の昇給、臨時ボーナス、福利厚生、有給休暇の消化。ほかにも、みんなが困っていることがないのかを探っていきました。まずそれらに応えることが一番大事だと私は考えています。

成長を促すために必要なお金と時間

いわゆる医師育成マニュアルは、もちろん、私たちのところにもあります。

しかし、やり方ではなく、あり方がとても重要だと考えています。

人の成長・育成で一番大事なのは、しっかりと時間をかけてあげること。医師のキャリアもそのバックグラウンドも能力も、千差万別です。覚えがいい人もいれば悪い人もいる。

何事にも積極的でどんどん上達する人がいる一方で、思い切りがよすぎて危ない（笑）人もいます。

成長意欲もさまざまです。その先生の性格なども考慮しながら成長を支援していくことを心がけています。今はうまくできなくても、一生懸命ついてきてくれる先生が増えてうれしい。みんなのさらなる成長を楽しみにしています。

成長を促すためには、お金も時間も必要です。教育する側がそれだけ時間とお金を使ってあげられるか。

やる気だけでは人は育ちません。

いいものを持っていながら足踏みしているのを見ると、はがゆさを感じることもあります。でも、人の成長をあきらめるわけにはいきません。

せっかく私たちの歯科医院を選んでくれた先生やスタッフの成長を静かに見守っていきたいと考えています。

そのために、金銭的投資は惜しみません。同規模のクリニックの経営者が驚くほどの研修費用を用意しています。特に医師の年間コースは高額で、ひとりで数百万円にものぼりますが、それは絶対に必要なものです。

若手の医師のなかには、私のしている臨床を学びたいと言って入社してくれた人がいます。

私はお金も時間も使って日本全国、海外にも出向き、研鑽を積んできました。「お金は出さないけど俺を目指せ！」というのは私のエゴになってしまうので、本気でお金も自分の時間も与える覚悟でいます。

たまに経営は大丈夫かしら？　と心配になることもあります。でも、「何かあったら車を売るから大丈夫」。これを合言葉に頑張ります（笑）。

自分が手探りで、さまざまなことにぶつかりながら学んできたことを、若い医師が最短ルートで習得できる教育をしているつもりです。

歯科医師になりたての0～7年間は本当に大事です。最初に勤める医院によって、その後の歯科医師人生が決まると言っても過言ではありません。

だから、その責任を感じていますし、お金も時間も体力も使っていきたいと考えているのです。

父と母から教わったこと

最後に、もう一度、家族のことについて書きます。

私の父と母、妻の父と母、つまり義父母のことです。

歯科医師だった父からは「おまえはバスケットであれだけ結果を出していて集中力がすごいんだ。だから、何をやってもあきらめなければ必ずできるからな」と言われていました。

母はいつも、「おまえは運がいい。そういう星のもとに生まれているのよ」と言ってくれました。

父からは相手のいいところを観察して伸ばす能力、母からは少しずつでも積み重ねていく精神力とフィジカルの強さをもらったと思います。

私にとって大きな大きな財産です。

私たちはいつも次ページの図の〝5方幸〟を組織の運営方針としております。ちなみにこれは私がつくった言葉です。

歯科医療を通して、もっと多くの人を幸せにしようと考えていますが、「多くの人」には直接関わっている人たち、患者さんはもちろん、スタッフだけではなく、その家族が含まれます。

いろいろな方から感謝をいただく、その質と量が業績に、納税につながり、将来の地域社会をつくります。

BCとはバックアップカンパニー＝歯科医療メーカーや仕入れをしてくれる協力会社、銀行などお手伝いいただく会社のことです。

最後が私たちの会社となります。

この5つを幸せにすることが結果、業績につながるという考え方です。業績

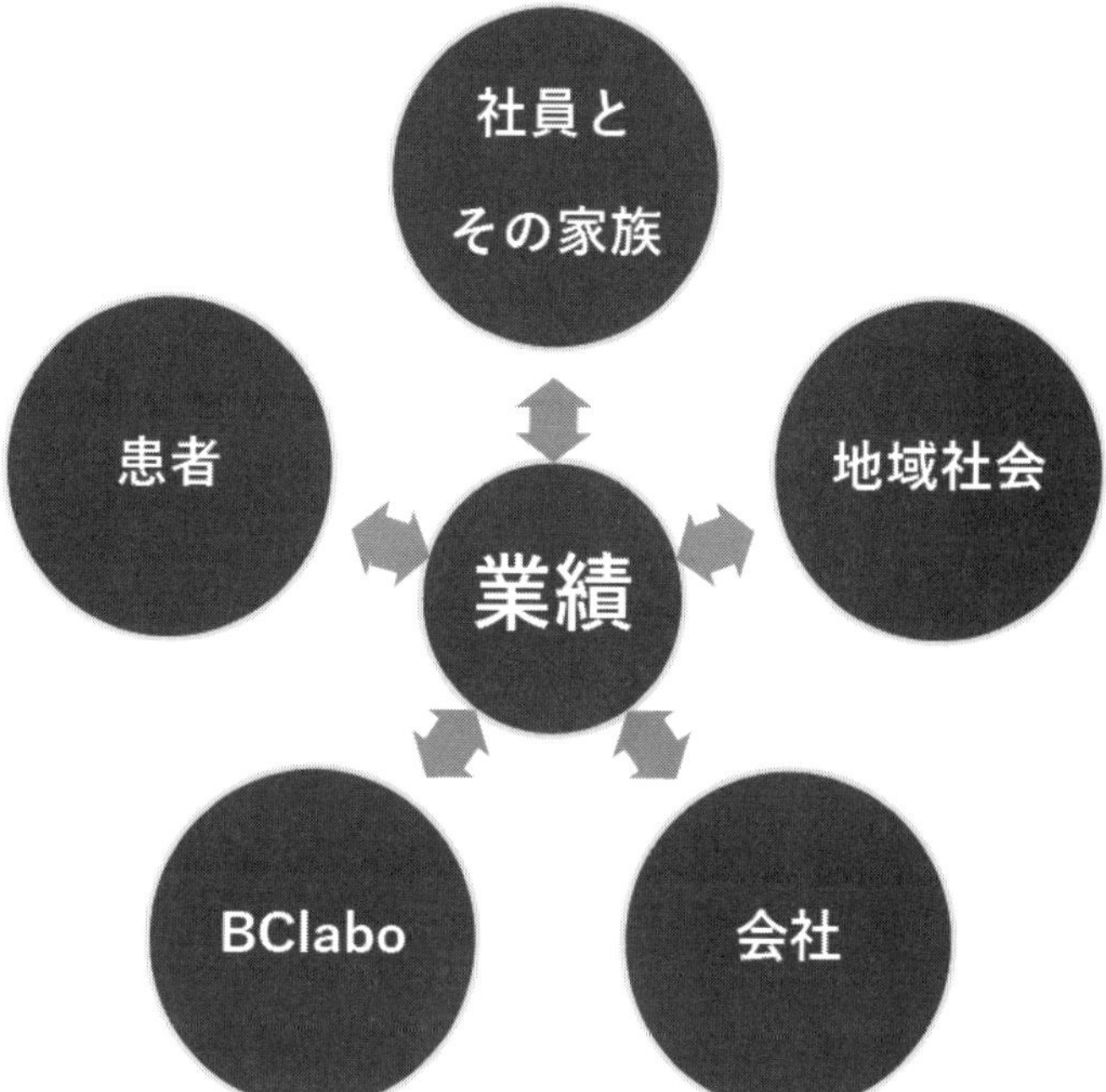
社員と
その家族
患者
地域社会
業績
BClabo
会社

は単に結果であり、目的ではないという意思表示でもあります。

この考え方を大事にしていると、日々の選択に迷いがなくなります。

患者さんの将来の健康を100パーセントに考え、治療にあたることができます。

社員だけでなく、その向こう側にいる家族のことを真剣に考えていくと、働きやすさ、今後の福利厚生の充実に思考が回るのです。

この考え方を教えてくれたのは、経営者だった妻の父と母でした。

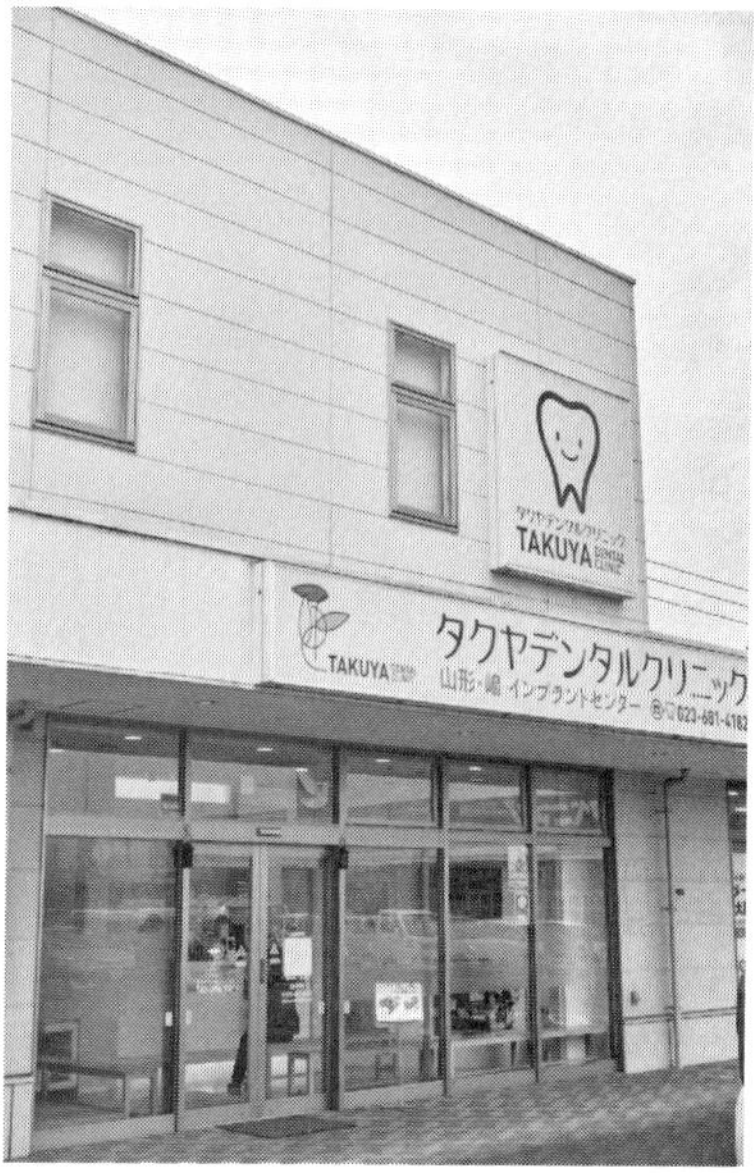
TAKUYA
TAKUYA
タクヤデンタルクリニック

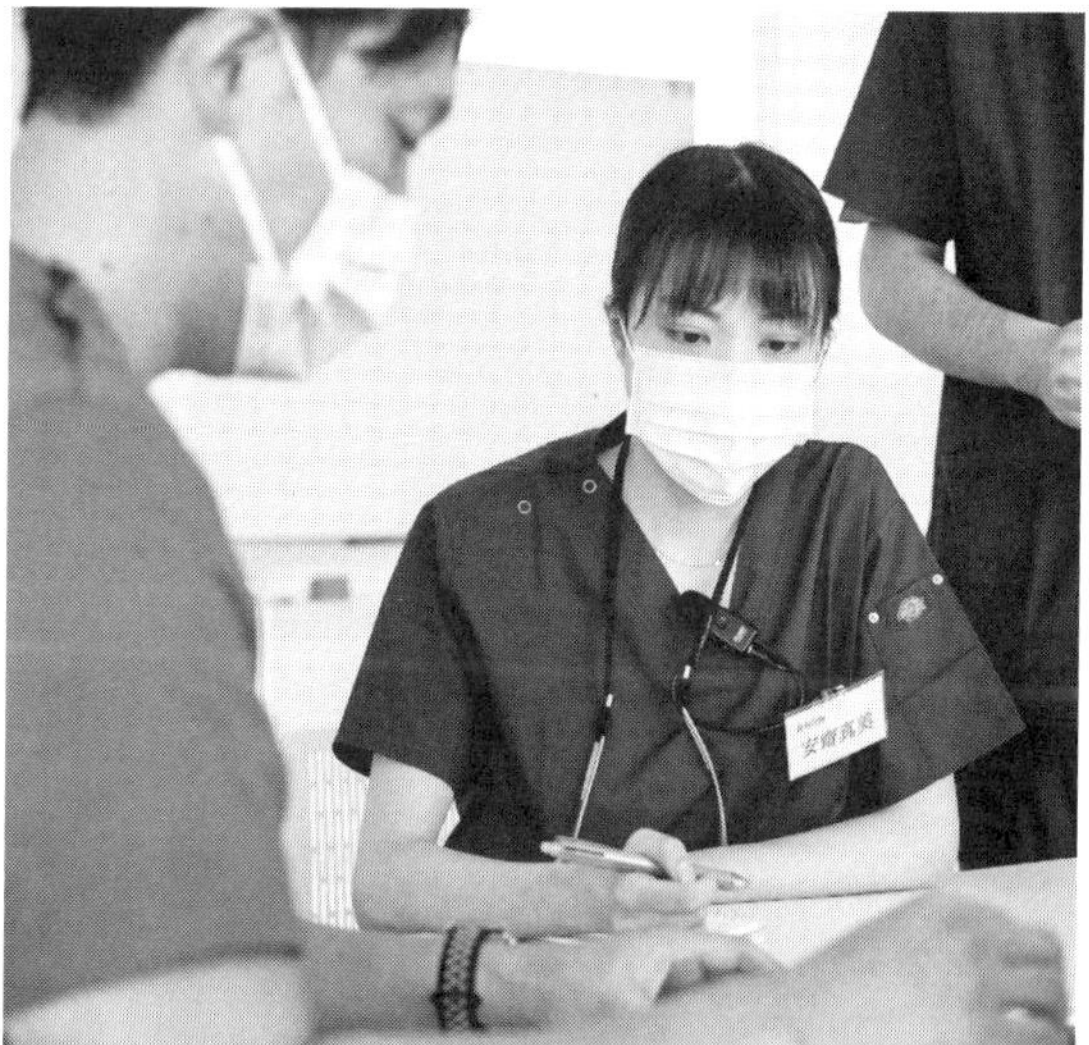

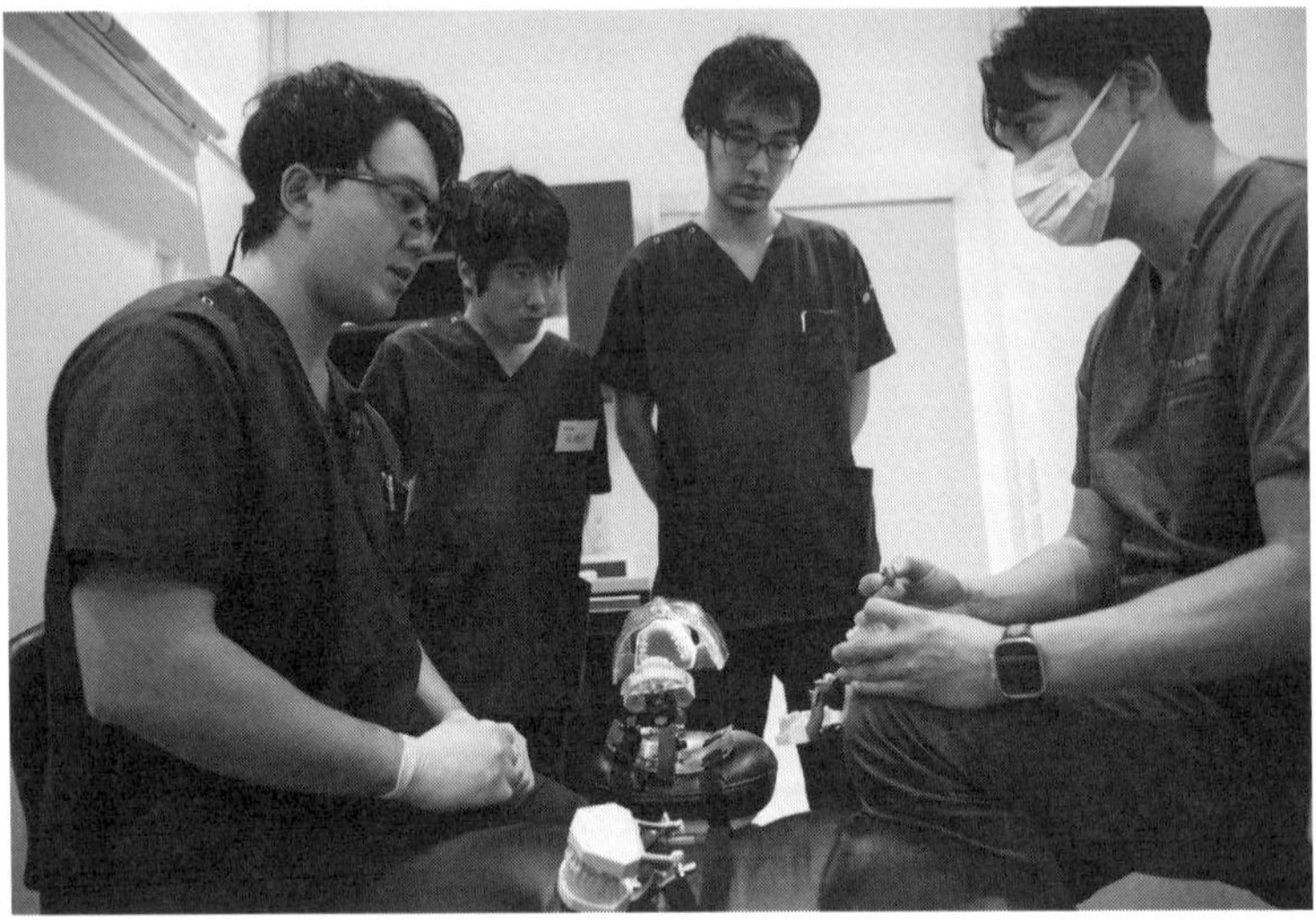

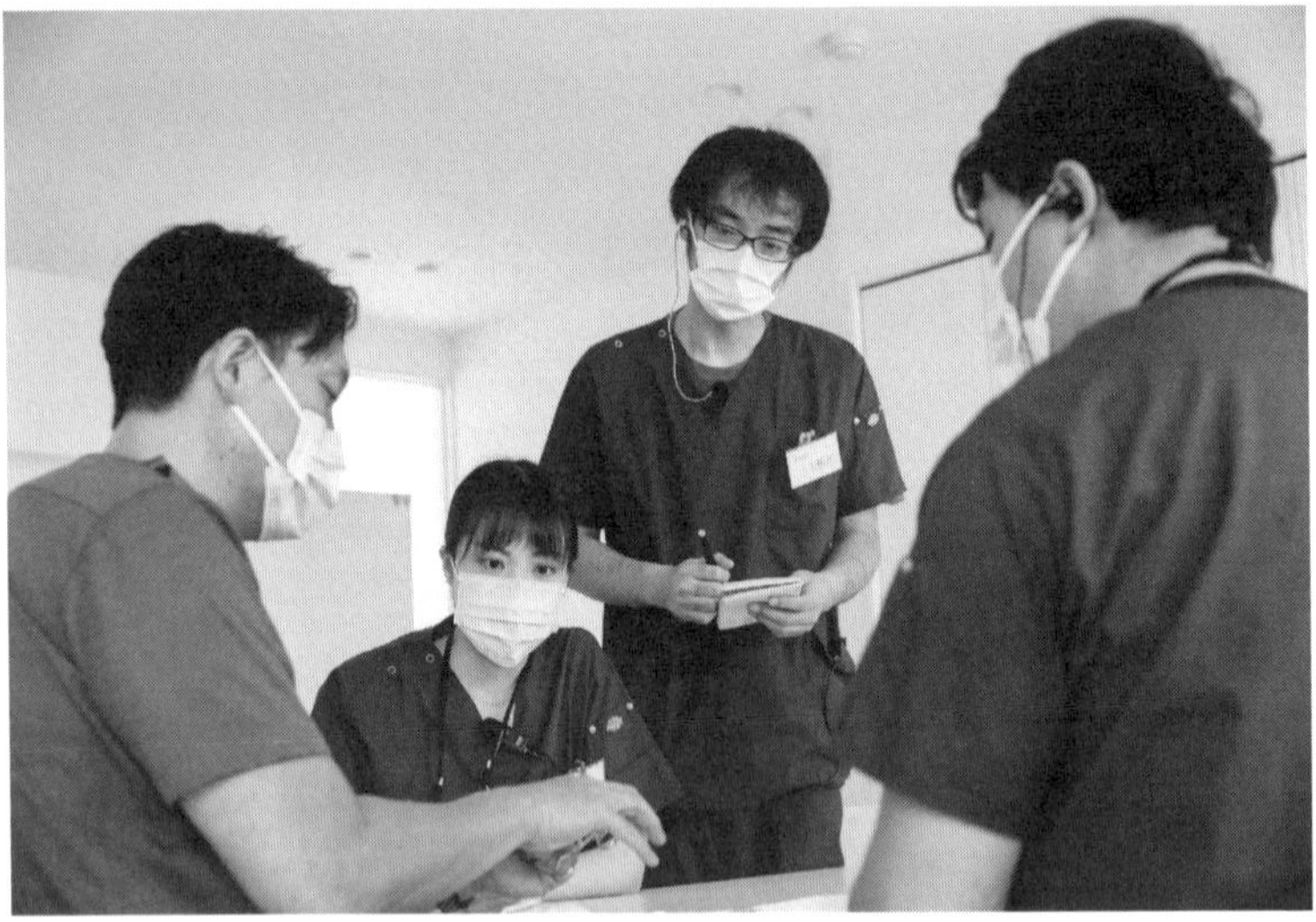

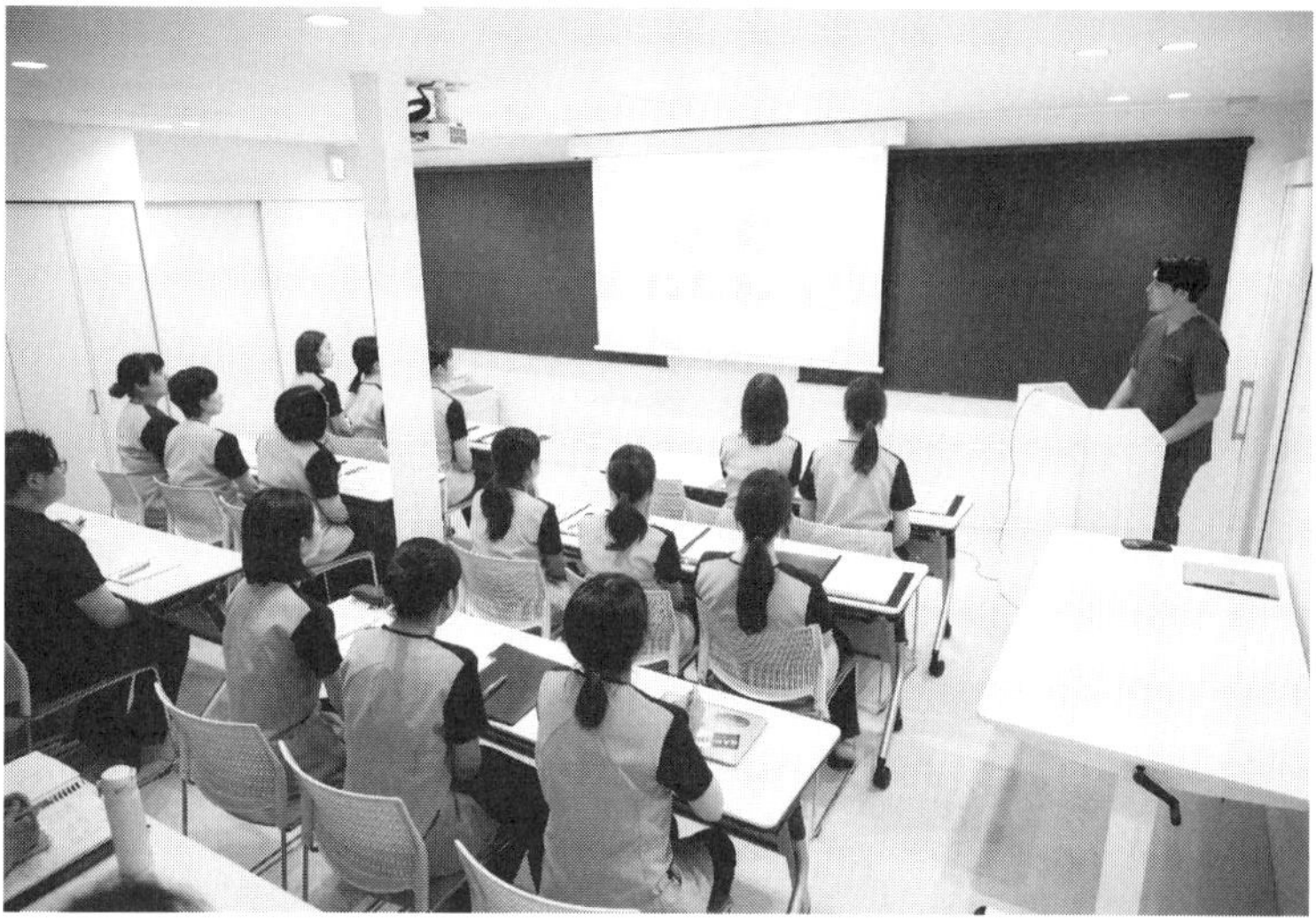

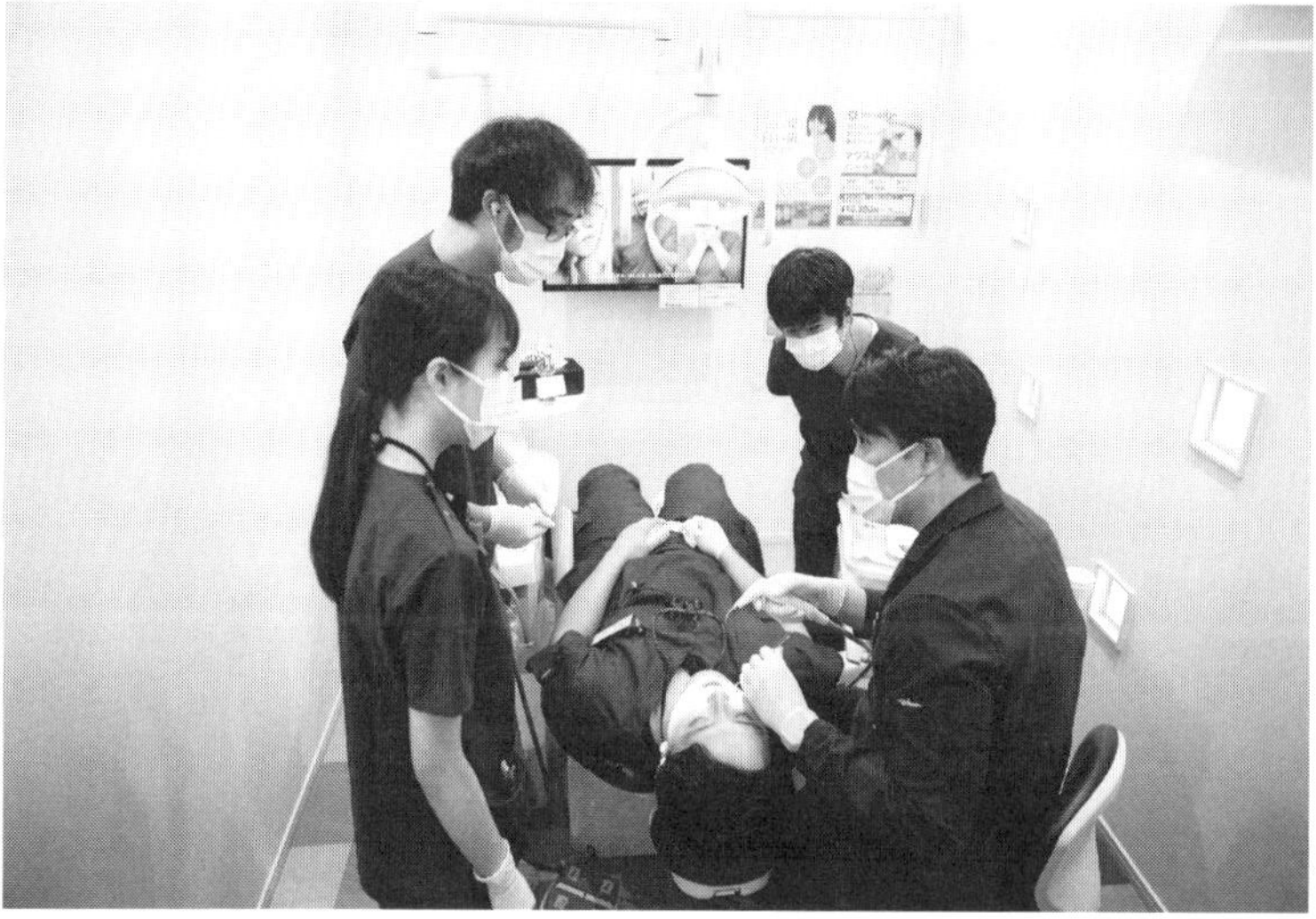

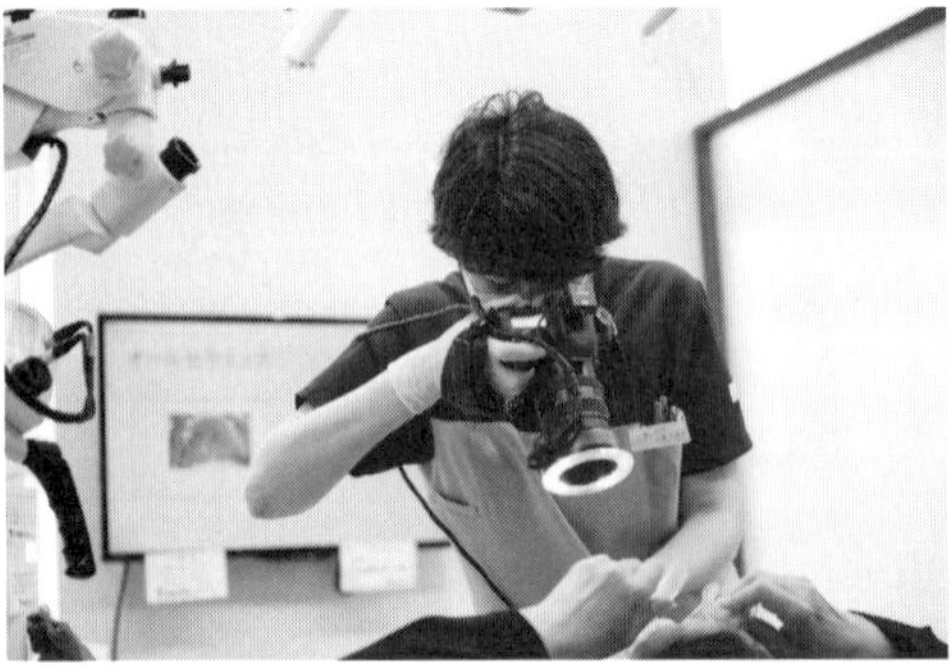

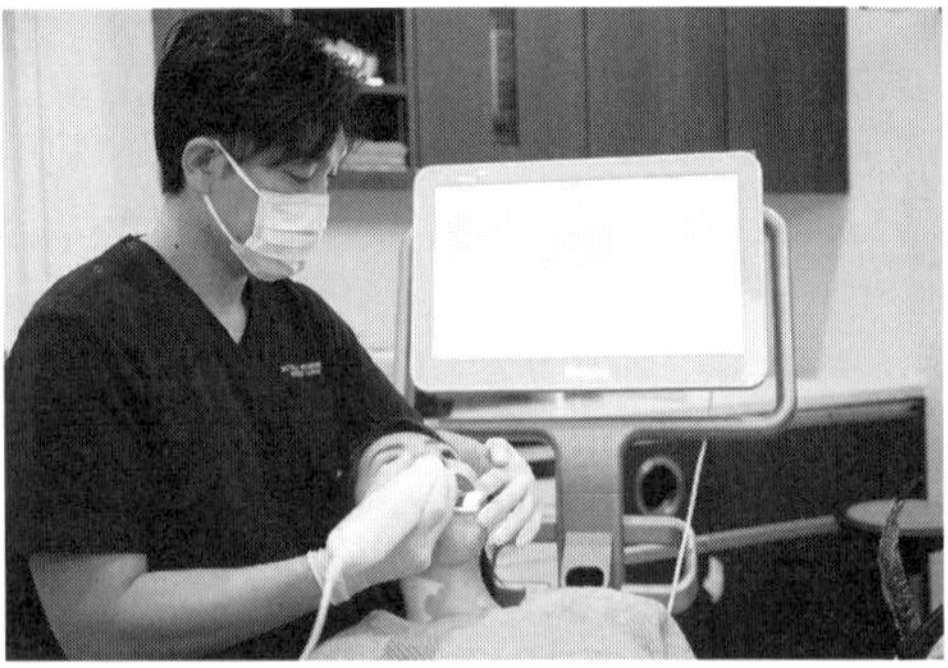

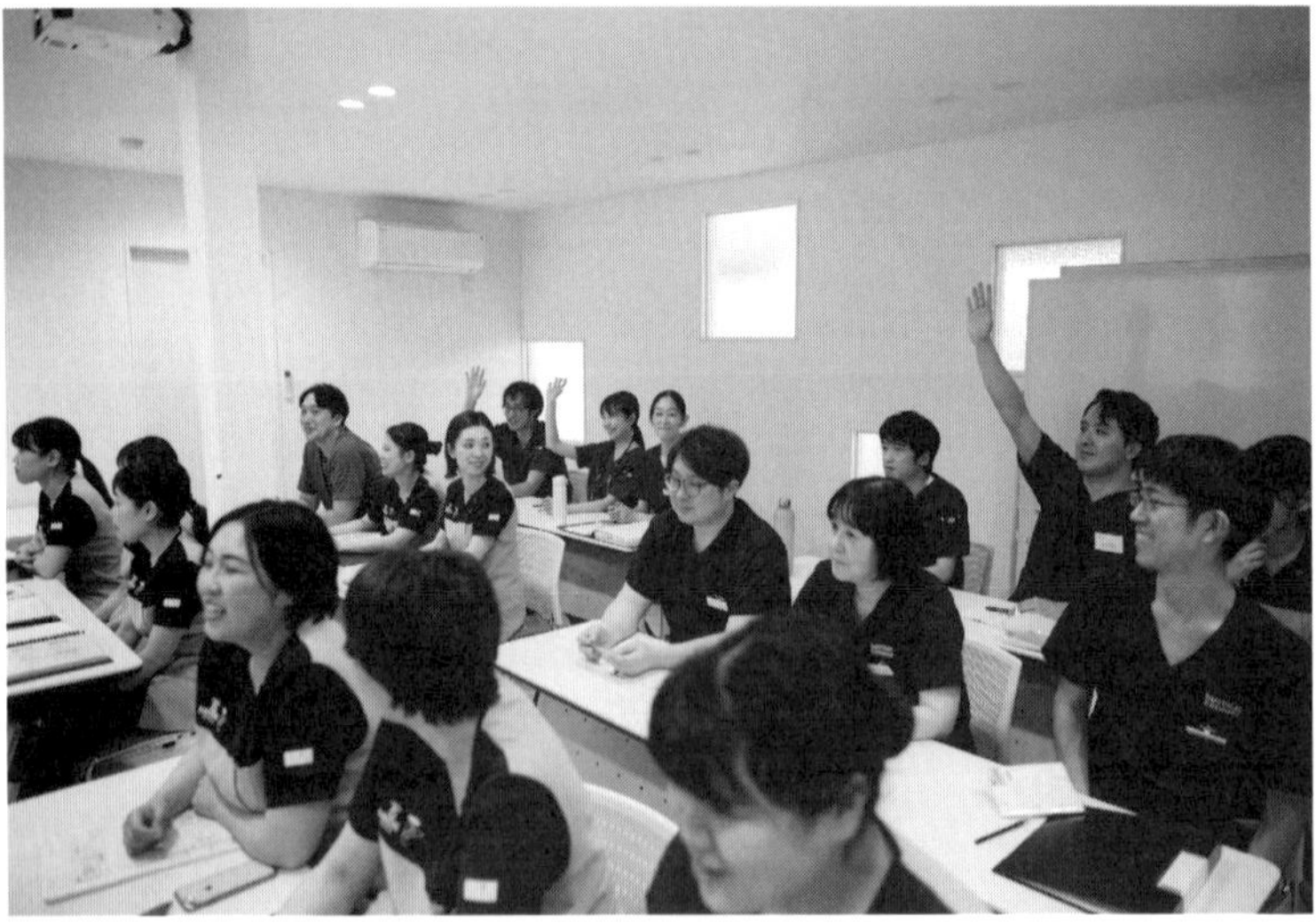

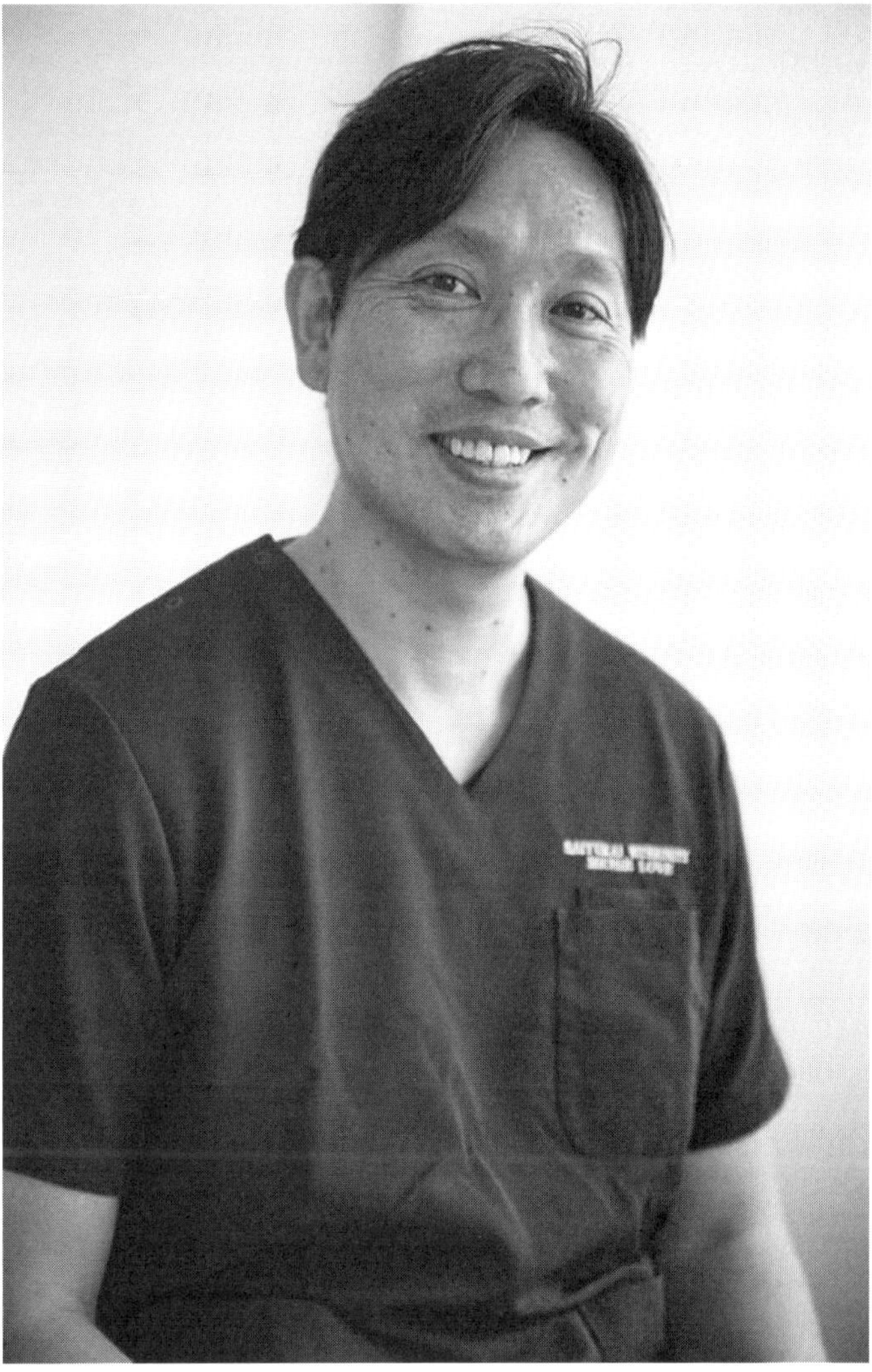

おわりに

最後までお読みいただきありがとうございます。

本書を書くにあたり、改めて自分の半生を振り返ることになりました。

自身の至らないところをこじ開けることで、苦しかった時のことが甦ってきました。

本当にツラい作業でした。でも、それをしなければ本書を書くことはできませんでした。

33歳で開業した当初、うまくいかずに悩んだ日々を思い出しました。

ひとりきりで悶々としたあげく、いろいろな方から助言をいただき、こうしてクリニックを続けることができています。

振り返ってみれば、私はたくさんの失敗をしてきました。

あんなことをしなければ……あの時、どうして……と思ったことは一度や二度ではありません。

これから開業を目指す歯科医師の方には、私と同じ失敗はしてほしくありません。そういう部分を読んで、「他山の石」としてもらえればいいと思います。どうしても避けられないミスもありますし、そこから得る学びもありますが、できるならば失敗をしないほうがいいですよね。

この本の執筆を通して、「今まで一緒に働いてくれた人たちがいたから今の組織があるんだ」と思い知らされました。

本書の中で、特にコアとなる人たちの証言にも触れることができ、当時の〝すれ違い〟を懐かしく思い出しました。

明日、スタッフが全員辞めて、いなくなるんじゃないか……

そんなことを考えて、眠れない日もありました。

あんなこともこんなことも、今になって冗談にできることもできないことも、楽しいこともツラいこともたくさんありました。

思い出すたびに、冷や汗が出たり、思わず熱くなったりもしました。

今でも心のなかで生きる父の言葉

私が幼い頃、歯科医院を開業していた父はいつも仕事で忙しく、ほとんど遊んでもらった記憶がありません。

それでも、歯科医師として一生懸命に働く父の姿を、いつもカッコいいなと思いながら、眺めていたことを覚えています。

家に戻った父はよく仕事の話をしてくれました。

「今日来た患者さんがね、こんなふうに喜んでくれたんだよ」

「歯医者って、人を助ける仕事なんだ。おまえも将来、そんな仕事につけるといいね」

「歯が痛くて来た人が、笑って帰っていくんだよ。痛くなくなった。これで、酒飲めるって」

そんな話を父から聞きたいがために、帰宅した父親にへばりついていたことを思い出します。

父が話してくれる仕事の話は楽しくて、カッコよくて。

父は、幼い私の憧れの存在でした。

この時の父親の話が歯科医師を志すきっかけとなったのです。

父が直接伝えてくれた仕事への考え方や、人へ貢献することの素晴らしさは今も私のなかで生きています。

私の今の歯科医師としての考えや患者さんへの思いは、父親からの教えが土台になっていることは間違いありません。

父はすでに他界しておりますが、父のことは歯科医師としても人間としても心から尊敬し、感謝しています。

東北で一番、通いたくなる歯科医院に

私の次の夢は、当院に関わる人が幸せになる歯科医院づくりです。

山形県で一番笑顔があふれ、人を幸せにできる歯科医院をつくること。

いずれは「日本で一番」と言われるようになりたいのですが、その前に「東北で一番」と認められるようにしたい。

治療技術や設備の面はもちろんですが、それだけでなく、患者さんの心に寄り添い、心からの信頼関係を互いに築き、健康面でも心の面でもお役に立てる歯科医院に！

みなさまの人生の豊かさへ貢献することができる歯科医院になりたいのです。

また、当院のメンバーにも「ティーズデンタルオフィス、タクヤデンタルクリニックで働くことができてよかった！」と心から言ってもらえる場でありたい。

うちの医師やスタッフが親となった時、わが子へ「仕事の楽しさ、素晴らしさ」「人へ貢献することの喜び」「自分の仕事への誇り」を語れるようになってほしい。

私はそんな歯科医院を目指し、メンバー全員で成長し続けます。

チーム力を発揮して、医院全体で患者様へ貢献する歯科医院へ成長します。

こんな想いを持った私、そして熱いメンバーがいるクリニックへぜひご来院ください。

医師、スタッフが、あなたを笑顔でお迎えします。

自分と関わることでその人たちを幸せにしたいという私の信念や理念を理解し、体現してくれた人たちがいたからこそ、私たちの医療法人『彩優会』があるのだと改めて感じています。

本当に、メンバー全員に感謝します。

そして、教育に関する想いや、今まで協力してくれたスタッフたちに言葉を残していきたいと相談したところ、執筆に向けて背中を押してくれた、歯科医師で『ライフプランニングサークル・シャラク』代表の渡部憲裕先生、プロデュースをしてくださったサンライズパブリッシング社の水野俊哉様に感謝いたします。

２０２５年３月　佐々木琢哉

●著者プロフィール

佐々木琢哉(ささきたくや)

医療法人彩優会　理事長・歯学博士
TSデンタルオフィス　院長

仙台第一高等学校卒業後、岩手医科大学歯学部を経て、東北大学歯学部でラットを用いた生体親和性金属の研究により学位を取得。山形県立中央病院勤務を経て、2007年にタクヤデンタルクリニック、2015年にT'sデンタルオフィスを開業。所属学会として日本口腔外科学会、日本顎咬合学会、国際口腔インプラント学会に名を連ねるほか、多くの矯正、インプラント、義歯治療などの研修会を修了。2013年と2016年にはハーバード大学短期留学を修了し、最新医療の知識と技術を積極的に取り入れている。

取材協力　医療法人彩優会
制作協力　株式会社T'smile
プロデュース　水野 俊哉

東北で一番、通いたくなる歯科医院

2025年3月24日　初版第1刷発行

著者　佐々木 琢哉
発行者　鋤先 星汰

発行　サンライズパブリッシング株式会社
〒150-0043
東京都渋谷区道玄坂1−12−1　渋谷マークシティW22
TEL03-5843-4341

発売元　株式会社飯塚書店
〒112-0002
東京都文京区小石川5丁目16-4

印刷・製本　モリモト印刷株式会社

ISBN 978-4-7522-9039-1　C0047